Tankebok.

THORD ROSÉN

Tankebok.

Tankar och funderingar,
från mitt eget hörn i tillvaron.

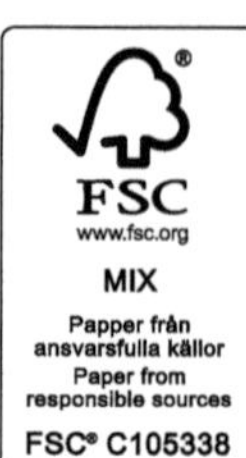

FSC
www.fsc.org
MIX
Papper från
ansvarsfulla källor
Paper from
responsible sources
FSC® C105338

Förlag: BoD – Books on Demand, Stockholm, Sverige
Tryck: BoD – Books on Demand, Norderstedt, Tyskland
ISBN: 978-91-8027-127-1

Tankebok innehåll.

Samtidighet

Vissa stora händelser inträffar samtidigt, men långt ifrån varandra i rum. I april 1906 dör Pierre Curie, välkänd Nobelpristagare i kemi, i en trafikolycka i Paris, samtidigt som en jordbävning ödelägger San Francisco. Tidigt på morgonen 24 maj 1941 sänks brittiska flottans stolthet hangarfartyget HMS Hood på Atlanten efter en osannolik träff av det tyska hangarfartyget Bismarck, och samtidigt föds Robert Zimmermann, dvs Bob Dylan i Duluth, Minnesota. De som inte uppskattar Dylan brukar muttra, att en olycka sällan kommer ensam.

Finns förstås också vältajmade lyckliga händelser på vår planet. Samma dag som jag själv började skolan i augusti 1956, gavs första gången tillväxthormon till en människa. Mottagaren var en liten pojke i USA, som led av tillväxthormonbrist, och tillväxthormonet kom från en rhesusapa. Detta visste jag förstås inte, då jag satt i skolbänken för första gången och väntade på att bli uppropad, men blev uppmärksammad om det hela, då jag påbörjade mitt avhandlingsarbete om just tillväxthormon på Sahlgrenska i slutet på 1980-talet. De krockande datumen övertygade mig då om, att detta verkligen var min forskningsuppgift. Har även nu sista året noterat att mina kära moder, som föddes i oktober 1919, gjorde så på en viss Mahatma Gandhis 50-årsdag. Detta har varken min mor eller övrig släkt tidigare noterat, men än värre är att Gandhi ej heller omnämnt sammanträffandet i sina skrifter.

Även Elvis Presley upplevde och beskrev samtidigheten i *In the ghetto: And as the young man dies, on a cold and gray Chicago morning, Another little baby child is born, In the ghetto, And his mother cries.* Död och födsel till samma liv på samma gång.

Nåväl, vi lägger världshändelserna och Elvis åt sidan, och återgår till dagens vardag. Under 20 minuter i våras upplevde jag samtidighetens nycker här och nu. Efter att just på plats fått besked om en väns allvarliga sjukdom, sätter jag mig på ett av Sahlgrenskas fik i avsikt att avsluta John Williams bok om romerska kejsaren Augustus liv, (63 f Kr-14 e Kr), där han under sina sista dagar försöker förstå och förklara sitt handlande under livet. Har dock svårt att koncentrera mig på Augustus livsöde, med tanke på nya kunskapen om vännens sjukdom, och då jag tittar ut genom fönstret ser jag en förvirrad katt, som till synes skrämd smyger omkring på Sahlgrenskas område. Ett flertal personer noterar katten, som dock viker undan, innan en ung kvinna böjer sig ner och tar hand om den, vilket lugnar katten och ger även mig tillfälligt ro i tillvaron. Varken katten eller kvinnan är medvetna om min närvaro, men jag känner själv en tung och varm samtidighet i våra liv under dessa minuter, och jag ställer mig frågan hur mycket samtidighet vi normalt upplever och bearbetar i vår vardag, utan att vi reflekterar över detta. Jag tycker då spontant synd om katten, som jag gissar inte delar dessa tankar.

Arkimedesvågor

Det var en av dessa morgonstunder vid havet, som vi i brist på fantasi och superlativer nöjer oss med att beskriva som underbara och sagolika. Klockan har just passerat tio, mars skall snart bli april och veckodagen är helt klart måndag. Marssolen värmer utan att hindras eller besväras av några moln. Måndag morgon, alltså. Hm. Jag borde förstås vara på sjukhuset och kurera behövande människor, men denna dag är för mig ledig och jag står istället vid Rörös vågbrytare och blickar mot grannön Hyppeln och vidare mot gattet mellan öarna, vilket leder min blick ut till det till synes oändliga och eviga havet västerut. Så här har det förstås för mig och alla andra alltid sett ut alla dagar i veckan året runt, men det känns, som om vi vill bekräfta och kontrollera varje dag, att ingenting förändrats. Dock jämfört med gårdagen har havsytan förvandlats till ett skinande salsgolv, blankt utan minsta krusning i havsparketten. Jag håller spontant andan och förblir stum för att inte störa bilden. Bakom min rygg ligger Rörö hamn trygg och säker.

Jag noterar då, till initial spontan förfäran och förargelse, att en ung man från grannön börjat köra sin motorbåt runt och runt i till synes oändliga cirklar, med samtidigt störande motorljud. Min spontana förtvivlan över den störda idyllen går snart över i den äldre mannens förlåtelse, då jag ju förstår att även han i sin ungdomliga yra, på sitt sätt vill hälsa vårens ankomst till vår bygd. Efter några minuter noterar jag dock andra verkningar från båten, nämligen hur fina vågor i mjuka rörelser anländer till vår ö, som en slags hälsning mellan öarna. Precis samtidigt börjar mina fysiska tankevindlingar rätas ut, då jag försöker förstå att vågorna som således nu mjukt anländer till vår ö egentligen är samma fenomen, som de vågrörelser som fortplantar både ljus och ljud, väl beskrivna av vår tids fysiker, och utlagda för studium och begrundan för vår generations studenter.

Dock, och nu är vi inne i denna texts kärna. Då jag står där och beundrar vågrörelserna erinrar jag mig direkt, att jag just avslutat en bok om Arkimedes, detta geni med sin berömda princip, och med samtidiga kunskaper inom matematik, ingenjörskonst och astronomi. Hans kunnande utnyttjades av samtidens militärer i skapandet av fantastiska krigsmaskiner såsom brännspeglar och katapulter, allt i syfte att försvara hemstaden Syrakusa på Sicilien mot romerska härföraren Marcellus' angrepp år 212 f.Kr. Slutligen rämnar dock Syrakusas murar, och Arkimedes liv ändas av en romersk soldat, trots uttryckliga order att hans liv skulle skonas, och hans cirklar ej fick rubbas.

Vid studium av Arkimedes skrifter noterar jag dock inga tankar om vågrörelser, som ett naturligt fenomen, förklarande fortplantning av ljus och ljud. Kan tyckas märkligt, då ju rimligen även Medelhavet på den tiden måste haft sina lugna dagar, med spontant uppkomna vågrörelser, liknande de utlösta av Hyppelngrabbens motorbåt. Hur tänkte Arkimedes, eller hur och varför tänkte han inte? Vågar man påstå att han skulle hålla sig till sin princip, och att hans tankar på slutet gick i cirklar, som motorbåten? Vi lär väl aldrig få veta.

Mitt eget spontana nytänkande slutade dock inte med att jag rusade runt ön skrikande Eureka, utan jag gick lugnt hem, fortfarande fullt påklädd, och lyssnade på Lunchekot, där riksbankschefen meddelade att reporäntan var oförändrat låg.

The Ballad of Lucy Jordan

Möten människor emellan slutar stundtals på icke förväntade sätt. Man blir abrupt uppmärksam och påmind om sin livssituation, med ibland till synes okontrollerbara konsekvenser. Vissa av dessa möten sker inom sjukvården.

Det rörde sig om ett för mottagningen tämligen vanligt nybesök, men för patienten troligen specifikt, då detta var okänd mark för honom. Jag tjänstgjorde tillfälligt på denna specialklinik, och tillsammans med en medarbetare hälsade jag den drygt 40-årige mannen välkommen, och han nickade tack med ett hyggligt fast handslag. Huvudanledningen till besöket var att utröna om hans hormonnivåer var störda, och om yttre faktorer i så fall kunde spela roll i det hela. Efter sedvanliga inledningsfraser frågade jag om hans fysiska aktivitet, detta med anledning av de något slitna träningskläder han bar. Jodå, han hade spelat både fotboll och ishockey i unga år, men småningom insett att lagsporter inte var hans grej, utan från 20-årsåldern mest ägnat sig år gymträning, i främsta syftet att bli hygglig i bänkpress och samtidigt få en skaplig kroppskonstitution. Muskelstyrkan kom också väl till pass i hans tämligen slitsamma arbete i en grävmaskinsfirma. Han hade varken fru eller barn, och ej heller mycket till utbildning, som han själv uttryckte det. Kände sig oinspirerad och missförstådd i skolan, satt mest och sov, men klarade sig med godkända betyg genom grundskolan åtminstone.

Diskussionen om hans sociala och medicinska bakgrund och aktuella tillstånd blev intressant upplyftande, främst via patientens egna klargörande kommentarer, så jag skämtade efter ett tag på göteborgskt vis, att «för att komma från huvudstaden ter du oväntat begåvad», vilket han bemötte med ett snett men ändå varmt leende. Efter ytterligare en kvart ställde jag den förbjudna frågan, «Det var inte så att din mamma var på kurs eller så i Göteborg nio månader före din födsel?», för att ytterligare skämtsamt försöka förklara hans tydliga begåvning med eventuella göteborgska gener. Med ett förnyat skratt avfärdade han detta. Då vi sedan reser oss för att gå till ett närliggande rum för fysisk undersökning, så tar han mig åt sidan och säger: Dr Rosén, jag vill att du skall veta att jag med i Mensa. Mensa är ju föreningen, där personer med IQ >130 kan söka medlemskap. Jag blev tillfälligt stum över beskedet, men inte förvånad. Jag frågade ej heller efter hans exakta IQ-värde.

Efter den fysiska undersökningen som var utan anmärkning, återvände vi till samtalsrummet, där jag sammanfattade den medicinska bedömningen, att hans hormonsystem var helt under kontroll, och ej krävde någon uppföljande kontroll på vår klinik. Vi kom därefter ofelbart in på hans Mensa-medlemskap och hans inneboende mentala resurser. Jag frågade försiktigt om eventuella planer på kompletterande utbildning, men han förklarade sig nöjd med sin aktuella jobbsituation i grävmaskinsfirman och orkade inte tänka på tidskrävande studier vid sin ålder 40+. Jag önskade honom lycka till i det fortsatta livet, och med varma handslag skildes vi åt.

Efter någon vecka blev jag informerad om att patienten sökt hjälp för akuta besvär i sin livssituation på en närliggande klinik. Utöver spontan bestörtning inför beskedet, fylldes småningom min hjärna av Marianne

Faithfuls inspelning av Ballad of Lucy Jordan, där Lucy stående på taket innan hon hoppar, inser att, « *At the age of 37 she realizes that she'll never ride through Paris in a sportscar, with her wild hair hanging free»*. Jag sökte ej kontakt med patienten, rätt eller fel, min utredning var så att säga avklarad, utan litade helt på aktuella klinikens professionella omhändertagande, så hur vårt samtal om hans livssituation påverkat honom, får jag nog aldrig veta. Helt klart dock är att möten mellan människor således ibland leder till oanade konsekvenser, då vi plötsligt upplever en livssituation, som då och där ej tycks hanterbar.

Detta händer inte...

Jag sörjer ännu det gamla caféet Vitsippan på Sahlgrenska, belägen vid ingången till Jubileumskliniken, JK. Där samlades alla typer av människor, som hade ärenden till Sahlgrenska, såsom sjukhuspersonal och studenter, patienter och anhöriga, taxichaufförer och övriga, som bara ville ha en kopp kaffe, långt för cappuccino-erans intåg. Föreståndaren var genuint intresserad av både sina tillfälliga och trogna gäster, och möjliggjorde för lätta och tunga tankar, skvaller och förtroligt tal, blandat med skratt och rinnande tårar att bli naturliga inslag i fikastunden. Påtagen tydlig önskad ensamhet med samtidig uppdatering av världshändelserna via utlagda exemplar av Göteborgs-Posten accepterades förstås också.

Ännu mera memorerar jag mötena läkare emellan på Vitsippan. Till synes oräkneliga ter sig de kroniska patientplågor som raderats och de patientliv som förlängts via informella utbyten av kunskaper kolleger emellan, där tillsynes alla diagnostiska och terapeutiska möjligheter nått vägs ände. I jämförelse ligger motsvarande sms-utbyten av tankar klart i lä. Man kan också begrunda hur de enskilda klinikerna framvuxit och förändrats på kort och lång sikt, då istället diskussionerna på Vitsippan gällt chefers och övriga medarbetares förtjänster och tillkortakommanden, med förslag på nytänkande i problemlösningar.

Denna förmiddags fikapaus ägnade jag åt att på GP:s sportsidor läsa om en uppmärksammad svensk äventyrare, som efter att under fruktansvärda umbäranden erövrat en åtråvärd bergstopp i Himalaya-massivet, med tillhörande plantering av den blågula fanan, nu återkommit till den trygga verkligheten på normalhöjd i hemtrakterna. Jag delade oförbehållsamt journalistens uppriktiga beundran för äventyrarens till synes oinskränkta mod, ända till dess han fick frågan, om det överhuvudtaget finns något han är rädd för. «Jag gillar inte att gå till tandläkaren», blev det spontana svaret. Jag erinrade mig då direkt att samma svar gav thoraxkirurgen Eva Berglin, då hon intervjuades av svenska pressen efter att med berömvärd bravur och skicklighet ha genomfört den första svenska hjärttransplantationen, just på Sahlgrenska, och som slutfråga om eventuella svagheter eller rädslor just nämnde tandläkarskräck.

I denna precisa millisekund tittar jag upp, och noterar då att just Eva Berglin med en kollega gör entré på fiket. Min spontana första tanke är, att «detta händer inte, jag har förväxlat dröm och verklighet». Eva hälsar glatt på mig, vi var kurskamrater under utbildningen, och sätter sig småningom vid ett bord tätt intill. Jag beskriver kort det inträffade, och hon skrattar gott åt min berättelse och bara skakar på huvudet. På min förfrågan om hon tänkt på mig eller tandläkarskräcken just innan hon kom in på fiket, svarade hon till min besvikelse nej. Vi enades om att sannolikheten att vi skulle träffas på just Vitsippanfiket var större än ett motsvarande möte på Himalayas topp, men det sekundexakta skeendets gåta bedömde vi slutligen samfällt som en skörd av slumpen.

Tyvärr blev Evas livsresa förkortad av en icke botbar sjukdom, men fram till dess improviserade vi våra kommande möten i korridorerna med ett glatt leende och ibland pekande på någon framtand. Omgivningen skakade på sina huvuden och fattade inget. I efterhand har jag nu äntligen insett att den uppkomna situationen egentligen var skapad av mig själv. Hade jag inte uppfattat Evas och bergsbestigarens gemensamma tandläkarskräck, som för mig löjeväckande eller rent av barnslig, så hade denna osannolika historia aldrig blivit berättad. Det är ändå skönt att slutgiltigt konstatera att vår demokrati tillåter oss, att ha våra egna personliga uppfattningar om besök hos tandläkare, med eller utan skräck och med eller utan bedövning.

När sätter sig personligheten-eller vissa saker skall man aldrig säga

Självklart har våra livsöden tagit olika vägar och språng efter studentexamen, och för att utröna hur olika vi gått och varför, närmade jag mig med spänning och nyfikenhet gymnasiets skolgård denna fredagseftermiddag för att fira 25-årsjubileét för vår gymnasieklass. När jag senare på efternatten åker hem till fru och barn har mitt sinne berikats med bestämda uppfattningar och frågor, som jag var utan, då jag anlände till träffen, trots mina hittills genomlevda 45 år. Jag hade lärt mig att vissa gamla hemligheter borde förbi hemligheter, och undrade samtidigt hur mitt liv hade tett sig, om denna hemlighet aldrig blivit hemlig. På Stadsteatern i Göteborg går just nu föreställningen «Om jag hade fått leva om mitt liv», så jag inser att jag inte är ensam om dessa tankar.

Jag anade redan mitt på Hvitfeldtska gymnasiets skolgård, att allt ej var som 25 år tidigare. Jag var som vanligt litet sen, så de flesta hade redan kommit, och stod uppställda på trapporna framför skolan entré. Jag noterade direkt att en av skolans elitidrottare, jag hade sett honom på TV i en SM-final, stod med en ölflaska i handen, klart berusad och likaledes klart överviktig med skjortan oknäppt över naveln. De övriga hade dock kläderna på plats, såg glada och försiktigt förväntansfulla ut i den fina majdagen.

Efter obligatoriskt besök i vår fina aula, där vi upplevt både morgonsamlingar och heldagsskrivningar samlades vi 10 gamla elever från vår avgångsklass, som hörsammat kallelsen, i ett klassrum, där vi per automatik satte oss på de ungefärliga platser vi hade, då det begav sig; jag således i fönsterraden långt fram till vänster. Man kan ju alltid fråga sig om det finns en koppling mellan viljan att komma till en återsamling och den subjektiva önskan att visa upp sina framgångar, och kanske besvikelser, för sina gamla kamrater. Har man inget att berätta eller som man upplever, bara misslyckanden, så är det kanske naturligt att utebli.

Efter allas berättelser, där jag mest blev förvånad över att en tydlig humanist blivit mattelärare, medan de övriga hamnade i förväntade yrkessituationer, drog jag slutsatsen att tydligen sätter sig de flesta personligheter, kalla det gärna livsroller, i knappa 20-årsåldern, med fortsatt utveckling i samma riktning därefter. Sålunda hade rollerna Den roliga, Den tråkiga, Den stöddiga utvecklats till Den roligare, Den tråkigare och Den stöddigare med hjälp av sin egen inbyggda livsregissör. Själv blev jag tilldelad rollen som Den försiktige under studietiden, mest inriktad på studierna och inte alls aktiv på fikaraster eller de få fester jag deltog i. Kvartseklet senare hade dock livet med familj och inom sjukvården öppnat upp mitt sinne mot mina motspelare med hygglig social kompetens och lättsamhet till sinnes, i vilket fall om du frågar mig.

Efter sittningen i klassrummet gjorde vi en kort återresa i tid och rum till den verklighet, som var vårt andra hem under tre år. Rundvandringen bekräftade den gamla sanningen, att allt blir mindre med tiden, för att kanske helt försvinna, om man väntar tillräckligt länge. Vyn från biologisalen över Johanneberg var dock oförändrat magnifik. Helt plötsligt var vi sedan tillbaka i vår fruktan att USA skulle förintas av ett inbördeskrig, efter Martin Luther Kings död i april 1968, vilket vi diskuterade vid ett speciellt fönster med utsikt över Vasakyrkan, bara en månad före vår examen. Vi noterade också att våra minnesbilder av specifika lärare hade olika kulörer av ljus och mörker, beroende av vår inbördes relation till läraren. Fast vi var barn av 1968-rörelsen, som väntade runt hörnet, visste vi dock då vår plats i klassrummet.

Vi avslutade sedan minnesdagen med sedvanlig mat, dryck, musik och dans på en lokal i närheten. Jag noterade direkt att festfixaren verkligen var på min sida, för som bordsdam mittemot mig, satt den flicka i klassen som alla grabbar då beundrade för hennes charm, begåvning, värme och skönhet. Jag var då självklart med i lovordskören, men uppfattade henne då, som helt ouppnåelig för mig. Då säger hon helt plötsligt: Thord, fattade du inte att jag då gjorde allt för att fånga in dig för ett förhållande, men du svarade bara helt korrekt på alla mina frågor, och märkte inte mina bakomliggande blinkningar och inviter. Till slut gav jag upp, sa hon, och insåg att jag Thord ej alls, till skillnad från alla andra killar i klassen var intresserad av henne, som kunde fått kronprinsen på knä.

Jag blev helt tyst i en halvminut, innan jag svarade. Du kan inte komma med detta efter 25 år, det hade varit bättre, om du inte sagt något alls, om vad du kände för 25 år sedan. Vissa hemligheter skall förbli hemligheter. Nu plötsligt uppdateras i mitt minnescentrum de situationer du beskrivit, beskrev jag och fattade hennes händer. Du var bland molnen, jag fastfrusen på marken. Vårt eventuella förhållande hade tagit slut inom 20 minuter, försökte jag. Hon bara skakade på huvudet, och jag noterade tårar i hennes ögon. Jag förklarade att jag nu är lyckligt gift och har underbara barn, som jag ald-

rig sviker. Hon förstod och vi förenades i en lång varm
kram, för det som aldrig blev och aldrig kommer att bli.

Väl hemma på efternatten berättade jag för min fru
om det inträffade, som skrattade med värme åt min
uppriktighet och min insikt att vi kan trots allt inte leva
om våra liv, och inte ens i tanken försöka. Begrav alla
gamla hemligheter, världen måste inte alltid få veta.
Dagen hade också lärt mig att i samband med myndig-
hetsexamen får man också sin personlighet fastställd.

Fåglar och fågelskådare

Det är julaftons morgon strax före sju vid Store Ersvan på Rörö. Just utflyttad till ön har jag skapat ett antal regler, varav en är att tidigt varje julaftons morgon gå ut till min favoritplats Röde Hall vid havet, en plats där inget farligt kan hända, inte ens ett tredje världskrig skulle nå hit. Med cirka 200 meter kvar sätter jag kikaren till ögonen och noterar då sex hägrar lyfta från insjön, alla i samma synfält. Personligt rekord för mig, men säkert inte för fåglarna. Jag känner spontant att jag stört hägrarnas julfirande, men har ingen chans att urskulda mig. Hägrar har en förmåga att hellre fly än att stanna och dåligt fäktande försöka förklara flykten. Det hade varit lättare om de orädda suttit kvar på sin favoritsten, (Hägersten), och låtit sig beundras, även om deras flykt som en omvänd trea i luften, också är värd att beskådas från marknivå. Hägersextettens lyft får även mitt eget sinne att då tillfälligt lyfta. Någon timme senare sitter jag på färjan mot stan för julfirande, men även för besök hos min mor och hennes sista dagars kamp för livet, en kamp hon förlorar på annandagens tidiga morgon. I efterhand har de sex hägrarna och min mors bortgång förenats i ett gemensamt minne, som regelbundet återvänder till mig, och som jag gärna förmedlar till mina medmänniskor, såsom nu.

Härfågeln, sällsynt till både förekomst och grann fjäderdräkt, måste uppleva att världen är underlig. Sätter den sig med sin gula uppenbarelse på en gren i en trädgård någonstans, så omringas den inom ingen tid alls av upphetsade människor med vanliga kikare, tubkikare och kameror med enorma teleobjektiv. Egentligen har väl härfågeln slutat förundra sig, den vet ju numera inget annat än uppståndelsen, och tar detta som något naturligt. Möjligen kan viss avund noteras hos exempelvis måsar och skator. Vad har härfågeln, som vi saknar? Har man kryssat en härfågel i sin fågelbok, så är man plötsligt respekterad i ornitologkretsar, som en som slagit hole-in-one på golfbanan eller varit avgörande målskytt på övertid i fotbolls-VM. En fin majdag för några år sedan dök en härfågel upp på Rörö, och mitt i all uppståndelsen lyckades jag spana in den under 10 fina minuter. Via sms spreds ryktet, och snart anlände färjor fulla med förväntansfulla ornitologer med utrustning på nära 100.000 kr runt halsen. Innan härfågeln tyckte sig ha gjort sitt, och drog vidare från all uppvaktning, hade det kryssats vilt i kalendrarna och utbytts tankar och erfarenheter i ornitologernas läger, innan även dessa drog vidare mot nästa bevingade sällsynthet. När jag sedan själv på arbetsplatsen med entusiastisk stolthet berättade att jag sett en härfågel möttes jag bara av förundran. Härförare och häradshövdingar kände man till, men härfåglar hade man aldrig hört talas om. Fanns det risk att härfåglarna skulle ta över Sverige? Var SÄPO informerade? Glöm allt, suckade jag. Det var nog bara en gulsparv, när jag tänker efter. Finns det kaffe kvar förresten?

Man måste ändå beundra ornitologernas kunskap och entusiasm, och deras förmåga att låta fåglarna flyga och fara före allt annat. Jag var ute och sprang en tämligen sen lördagskväll i februari, då jag såg en folksamling på cirka 10 personer på vägen. När jag sedan såg alla kikare, förstod jag att något sällsynt var på gång. Troligen sitter en svartpannad törnskata härinne bland buskarna, fick jag veta. Spring tyst och försiktigt! En sådan fågel har i princip aldrig skådats tidigare, vad jag förstod av deras prat. Lycka till, viskade jag fram och fortsatte löpningen hem till Mellofinalen med Carola och Lena Ph. Man tar sig för svartpannan, då man noterar, vilka preferenser vissa har gällande aktiviteter på lördagskvällarna.

Ibland kan artbestämningen av en fågel vålla huvudbry, även bland experter. Jag hörde en diskussion ute vid havet, huruvida vadfågeln man sett var en rödbena, grönbena eller den mycket ovanliga gulbenan. Det kanske istället är den mycket vanligare mittbenan, försökte jag. Inget spontant skratt, jag uppmanades istället att flyga direkt söderut med nästa flyttfågelsträck med mittbenor, och stanna där till nästa vår. Jag hör vad ni säger, men kan inget lova, svarade jag. Tyckte mig dock höra en flock skrattmåsar stötta mig i mitt tappra försök till lustighet, och möjligen även någon smilfink.

Nu sitter jag på trappan till vår redskapsbod, och det är slutet på högsommaren, och det är soligt och varmt framåt kvällen. På gräsmattan framför mig matas de månadsgamla pilfinksungarna i senaste kullen med insekter och kanske mask av stressade föräldrar. Plötsligt sitter en liten rödhake någon meter framför nedersta trappsteget och tittar mig varmt och ihärdigt i ögonen. Jag besvarar blicken efter bästa förmåga, och i nästa andetag sitter rödhaken på mitt vänstra knä och försöker göra sig bekväm där. Vi börjar samspråka så gott vi kan under cirka 10 minuter, då rödhaken tydligen känner sig obekväm, och istället flyger till mitt högra knä, med fortsatt ögonkontakt. Efter ytterligare tjugo minuter förklarar jag för fågeln, att jag tänkte gå in och se Champions League-finalen på TV, jag tror det var GAIS mot Barcelona, varför våra vägar nu måste skiljas åt. Rödhaken förstod detta, och flög då bort ur min åsyn och mitt liv, för att aldrig mer återkomma. Jag har diskuterat med både ornitologer och övriga om det inträffade, och fått ett antal förklaringar. Rödhaken var hungrig, ensam, nyfiken eller rädd, och trodde sig i mig hitta en tröstare eller räddare i nöden, eller helt enkelt en kompis. Mina barn är istället övertygade om att det var vår gamla cairnterrier Ronja, som några år efter sin bortgång vid 15 års ålder, nu återvänt från sin hundhimmel i formen av en liten rödhake, för att kolla att jorden fortsätter snurra och att hans närmaste har det fortsatt bra. Förhoppningsvis gör hon om kontrollen snart igen.

Filosofi via lärare T Windh

När studentexamen låg bara några månader bort, och då våra sinnen ännu ej hade inneboende stormar och då hoppet var vår vän, öppnades för mig dörren till en tankevärld, som tycktes helt ny och närmast ooverskådlig. Dörröppnaren var kristendomsläraren T Windh på Hvitfeldska gymnasiet, som således sista terminen varje tisdag hade en lektion i filosofi, ett ämne som kändes helt utanför de precisa ramar, vi undervisats inom ämnen såsom matematik, fysik och kemi hittills under gymnasietiden. Helt plötsligt sattes inte de enskilda kunskaperna på plats, såsom att Karl XII förlorade vid Poltava i juni 1709 eller hur Pythagoras sats är konstruerad. Filosofin ställde sig över dessa petitesser och försökte istället besvara, vad kunskap egentligen är.

Kursen var obligatorisk, men gav ingen betygsättning, och var även befriad från läxor och läroböcker, vilket gav en avslappnad atmosfär i klassrummet, nästan en känsla av fredagsmys, redan på tisdagen. Jag kommer ihåg att jag satt långt fram till vänster i klassrummet med ryggen mot väggen och fötterna ut mot salen, med koll på klassen och redo för filosofin. Vi lärde oss snabbt att allting flyter, Panta rei, och att man inte kan gå ner i samma flod två gånger. Inget är oförändrat, hela tiden en utveckling. Om ni hittar en sko, frågar Windh, hur tänker ni då? På en fot, försökte jag. Kanske det, men ännu mer rätt är skomakaren, tänkte Windh. Någonstans finns alltid ett ursprung, en skapare, en kreatör. Kreatören ordnade skon, men först foten. Troligen inte samma kreatör. Vad händer, tänkte jag. Får man tänka så? Var är du, stabila Pythagoras? Din sats har inget rört. Jag försökte beskriva min entusiasm och förvirring och hitta någon slags lösning på de nya tankegångarna bland mina klasskamrater, men de bara ryckte på axlarna. Filosofi är för gamla gubbar med skägg, Thord. Du har långt dit. Har du glömt att vi skall springa ut som mogna studenter om två månader? Där skall din energi ligga. Häng med på en fika istället.

Många kaffekoppar och år senare återupptäckte jag mina filosofer, då jag i samband med en föreläsning om forskningsmetodik fick höra, att en man vid namn Ludwig Wittgenstein redan på 1920-talet påstod sig ha löst hela filosofins gåta, och därefter blivit folkskollärare. Hans grundläggande Tractatus Logico Philosophicus utkom 1922 efter en runda med refuseringar, då förläggarna ej förstod satser såsom, «Om det man inte kan tala, därom måste man tiga.» «Mitt verk består av två delar: det som jag har skrivit och det som jag inte har skrivit, och det är det senare som är det viktiga.» Detta var en man i precis min anda. Tänk så mycket som man borde tigit om, och tänk på hur många viktiga hemligheter, man skulle behållit för sig själv. Jag har fortsatt att beskriva och försvara Wittgensteins tankar i sällskap och situationer, då samtalsämnen och spontana diskussioner verkat vara på upphällningen; inte alltid med de resultat jag eftersträvat. Tvärtom verkar Wittgenstein och hans beundrare få människor att börja titta på klockan, och gäspande undra när nästa buss går.

Mitt spontana intresse för de enskilda filosoferna baseras på de upplevelser i verkliga livet, som grundlade deras filosofiska grundriktning. Intressant är också att notera vilka tankar hos de föregående filosofer, som stimulerat dem, och vilka de sedan själva framgent påverkat. Filosofin tycks fortleva på en lång tidslinje, ett oändligt kontinuum. Arthur Schopenhauer, den store pessimisten i filosofikretsar, såg i sin ungdom i början på 1800-talet under resor tillsammans med sin far galärslavar i Toulon samt grymt barnarbete i engelska gruvor; vilket utmynnande i hans teser om lidande och medlidande. «Moralen bygger på medlidande och medkännande med varje lidande varelse på jorden». Han hämtade inspiration från Immanuel Kant, uttalade saftiga sarkasmer över den samtida stora filosofen Hegels person och framstegsfilosofi, och många av hans tankar landade hos framtida tänkare som Oswald Spengler, just Wittgenstein och Kafka. Mot slutet av sin levnad fick han äntligen det erkännande han förtjänat, och fick då frågan var han ville bli begravd. «Det gör detsamma, Man kommer att hitta mig».

Hos Karl Popper, en annan av mina favoriter, gjorde också åsynen av den extrema fattigdomen i Wien tiden före första världskriget stark intryck på honom och hans fortsatta gärning. Fadern var advokat och historiker, men kallade sig också forskare, och innehade ett stort bibliotek innehållande verk av tunga filosofer som Platon, Bacon, Descartes och Kant, vilket förstås Popper noterade. Han har betonat att den första bok som gjorde ett stort och bestående intryck på honom var då hans mor högläste Selma Lagerlöfs «Nils Holgerssons underbara resa genom Sverige». Han fortsatte att läsa om boken åtminstone en gång om året långt upp i vuxen ålder. I sin självbiografi berättar han vidare att han lärde sig mer kunskapsteori av den gamle möbelsnickarmästaren Aadalbert Pösch för vilken han var lärling några år i tjugoårsåldern, än av några andra lärare. Hos honom förvandlades han till en Sokrates-lärjunge, och tog till sig dennes devis: «Det enda jag vet, är att jag ingenting vet». Popper slapp dock att bli anklagad för att utöva skadligt inflytande på ungdomen och inta dödligt gift. På mig har Popper mest imponerat med sin s.k. Falsifieringsteori, som påstår att en vetenskaplig teori är giltig, till dess att någon visar att den är falsifierad, dvs ej längre gäller. Så genialt och enkelt.

Popper och Wittgenstein som var samtida, men varandras personliga motpoler, möttes i en omskriven debatt i oktober 1946 i Cambridge gällande frågan, om det verkligen finns några filosofiska problem. Tydligen var så fallet, för de båda var ej överens, och när orden började tryta, fortsatte de meningsutbytet via fäktning med rödglödgade eldgafflar, tills dess de avväpnades av övriga förstummade filosofskaran. Händelsen är mycket väl beskriven av Edmonds och Eidinow i boken «Wittgenstein och Popper, ett eldfängt möte mellan filosofer», en av de bästa filosofiböcker jag läst. Beskriver att skillnaden mellan filosofer och icke-filosofer inte alltid är så stor, åtminstone inte då argumenten börjar tryta.

Jag vill avsluta filosofikapitlet med en historia, som sann eller inte, måhända får anti-filosofipopulationens väderkvarnar att snurra ett par extra varv i medvind. När Wittgenstein besökte en filosofikongress i USA med den tidens mest framstående filosofer blev han stoppad av en vaktmästare, som trodde han var en „uteliggare" som irrat sig in, detta på grund av Wittgensteins trasiga kläder, och säger till Wittgenstein: «Min herre, jag är rädd att härinne pågår en filosofisk kongress». Wittgenstein tittar på vaktmästaren och svarar med fullt allvar: «Ja, det är jag också mycket rädd för att det gör».

Jag undrar om läraren T Windh hade skrattat.

Jag är inte som dom

Det är tidigt 70-tal, och då en tämligen obekymrad student går jag denna fina sensommareftermiddag uppför Avenyn i Göteborg, och i höjd med Bältesspännarstatyn blir jag stoppad av en man. «Du grabben, du har inte en krona över till en kopp kaffe för mig, va?». Mannen är i övre medelåldern, ser sjaskig ut, men är vänlig utan tydliga aggressioner. Studiebidraget är litet snålt, men en krona kan jag väl avvara, tänkte jag och gav honom kronan, och han tackar ödmjukast. «En sak skall du veta grabben, jag är inte som dom», och pekar mot sina kompisar som sitter på bänk en bit bort och delar på en 75:a. «När jag slutade i fjärde klass på Bräckeskolan på Hisingen hade jag fyra AB:n (motsvarande VG) i betyget, och hade kunnat få AB även i matte, om jag inte hade missuppfattat och slarvat på sista talet i sista provet.»

Jag pressade honom inte på detta sista tal, och ej heller i vilka ämnen han fått AB. Någon minut senare skildes våra vägar, för att aldrig mer korsas. Han gick till sina kompisar på bänken, en krona rikare, och jag fortsatte uppför Avenyn, en krona fattigare. Dock 50 år senare ligger händelsen kvar i mitt minne, inte pga snålhet eller så från min sida, men då den under årens lopp skapat ett antal frågor och tankar, med många alternativa svar.

«Jag är inte som dom» antyder att det då fanns nivågrupperingar bland tiggarna. Min tiggare kände sig litet högre rankad än kompisarna, vilket skulle påpekas och förhoppningsvis ge högre chans till allmosor. Troligen har betygssnacket fungerat, då det kändes som om något han alltid använde, kändes inövat. Spontant hade jag ingen tanke alls att han ljugit om sin bakgrund på Bräckeskolan, och kanske borde jag ha visat mer medkänsla med honom och undrat hur han handlat så fel med dessa goda mellanstadiebetyg. Detta var för honom ett sätt att skaffa pengar till sig och kompisarna, som säkert kände till hans bakgrund. Han var tydligen också accepterad i gruppen, även om således kände sig stå på ett högre plan, och egentligen inte hörde hemma där.

Jag undrar också hur många gånger vi under vår livs-resa för oss själva och andra högt vill påtala att vi inte egentligen inte är som de andra i gruppen; vi har andra kvaliteter, värderingar, egenskaper som särskiljer oss från de övriga, men vi har ändå inte modet, karaktären, lusten eller något annat att lämna gruppen. Indirekt rankar vi oss själva högre än de övriga, men stannar ändå kvar. Fegt men ändå mänskligt, men viktigt att inte glömma att påpeka det.

Jag grävde således inte alls i perioden mellan man-nens liv i fjärde klass och hans nuvarande tiggarlik-nande situation 30-40 år senare. Dock verkar det som att till synes goda tidiga skolresultat ej garanterar att man småningom hamnar på gatan, och sätter sig i be-hov av andra. Förstås inga nya revolutionerande data, men mannen tycks på något vis aldrig ha lämnat fjär-deklassens och i hans ögon goda betyg. Hans historia hade dock inte kunnat berättas i dagens betygsfria mel-lanstadieskola.

Jag tror inte att mannen kommer ihåg detta speciella möte med mig, och funderat på det i ett halvt sekel, men jag kan ha fel. Tänk vad enskilda spontana möten mellan två individer i vardagen kan generera minnen och tankar hos åtminstone den ena parten, och lämna frågor på vilka vi aldrig får några svar. Undrar vilka slarvfel han gjorde på mattetalet; hade han inte gjort det, så kanske hans liv blivit något helt annat. Det är kanske så hans tankar gått sedan dess; har gått i stå helt enkelt. Tänk att ett slarvfel kan förstöra hela ens liv. Vi får alltså vara mer noggranna och skärpta.

Sädesärla i Svaneholm

Vi backar hundra år i tiden, till våren cirka 1920. Vi är i Svaneholm, någon mil syd Borås, och min pappa John, 6-7 år gammal, leker med några kompisar i skogen. En av dem, känner ej hans namn, har en slangbella, som han behärskar riktigt bra, kan skjuta sönder burkar och flaskor på långt håll. Han kanske blivit inspirerad av soldaterna från nyss genomgångna kriget. Plötsligt får de syn på en sädesärla, som sitter på en gren 10-15 m bort. Grabben tar automatiskt upp slangbellan och slänger på måfå iväg ett skott. Fullträff, sädesärlan faller död ner. Grabben blir alldeles till sig, «Det var inte meningen, jag bara slängde iväg ett skott». Han springer gråtande och uppgiven hem till sig. Min far och de övriga blir lika ledsna, tar dock hand om sädesärlan och ger den en slags hederlig begravning bakom ett träd. All glädje har dock försvunnit, så även de drar hemåt. Jag hörde pappa berätta denna historia för mig och mina syskon, då jag var i tioårsåldern, och har tagit den till mig. Den måste även ha gjort intryck på min far, eftersom han berättade den för oss barn. Historien har gått i muntligt arv, är tidigare inte nedskriven, varför jag tar fram den nu. Jag har aldrig frågat, om händelsen satte spår hos grabben, om han slängde slangbellan, och aldrig använde den mer, eller om han blev ornitolog eller veterinär, eller nåt.

Vissa händelser har ju inte hänt, hur viktiga de än ter sig, om de inte berättas vidare och helst skrives ner. Klassisk är ju historien om det stora trädet som knäcks rätt av i skogen med ett stort brak, men om ingen varit där och hört eller sett det hela, så kan man ju inte berätta historien, dvs exakt vad som hänt kan ingen redogöra för, även om vi ser resultatet och kan spekulera. Dagen efter Gudrunstormen i januari 2005 tog jag min vanliga löprunda runt Oxsjön och Sisjön söder om Göteborg. Man kan väl uttrycka det milt på så sätt att jag inte slog mitt personbästa den söndagen. Jag passerade säkert ett trettiotal knäckta träd, som låg direkt över löpstigen, och jag undrade ganska snabbt om det finns någon handbok för löpare, och förstås gångare, hur man bäst, snabbast och inte minst säkrast tar sig förbi hindrande, knäckta träd. Klarade mig utan handboken helskinnad hem, och då det gick hyggligt undrade jag småningom om kanske häck- eller hinderlöpning är min riktiga löpgren. Undringarna stannade dock där och då, för då jag sprang löprundan 2-3 dagar senare var allt undanröjt.

Nu är vi på Billingehus i Skövde i början på 1980-talet, och vår medicinavdelning har kostat på sig en personalfest. Alla var där, t.o.m. syster, låt oss här kalla henne Anna; en mycket charmig, pratglad och proffsig sjuksköterska i sina bästa år, och som, vad jag förstod nu äntligen gjorde sin debut i personalfestsammanhang. Jag tänkte att om jag i denna livstid skulle få dansa med syster Anna, så var det här och nu; en merit att sedan skryta med inför arbetskamrater och barnbarn. Hon besvarade dock min uppbjudan med: «Jag är ledsen, Thord. Vi kan tyvärr inte dansa nu, för just innan jag gick hemifrån, så satte jag en deg i ugnen, och vad jag kan se på klockan, så är det dags att ta ut degen nu. Men vi ses ju på ronden imorgon, så kan jag berätta hur kakan blev». Låt mig bara milt uttrycka att jag fått utstå det mesta i brädningsrepliker såsom allt från klassiska, «Jag är trött», «Jag fick just så ont i huvudet», «Jag måste gå på toa», till « Jag vågar inte för min svartsjuke pojkvän/man», «Nu igen, nu får du ge dig», «Jag dansar aldrig med GAIS-are, det vet du ju, och särskilt inte till Vikingarna» till slutligen, «Mitt gamla träben börjar skava». Dock har jag aldrig, varken förr eller senare, blivit brädad av en nygräddad deg i ugnen. Denna helt sanna historia måste också sparas till eftervärlden.

Barn-hypofys, sagor, TSH

Mina båda döttrars fyra första ord var hypofys, pappa, mjälte och mamma; i den ordningen. I början förväxlade de mjälten med mamma; men det blev bättre efter hand. Vid frågan «Var sitter hypofysen?», satte de höger pekfinger på pannan och vänster pekfinger vid vänster tinning för att riktigt beskriva att de uppfattat den tredimensionella positionen. Intressant svarade mina hormonspecialiserade kollegor, medan andra mest skakade på huvudet, och kanske upplevde att deras jämngamla barn nog var litet sent utvecklade, eller åtminstone utvecklats åt ett annat, troligen felaktigt håll. «Var kan man köpa en bra hjärnatlas?», undrade någon.

Jag läste helst inte heller vanliga godnattsagor för dem, utan skapade istället journalsagor från patienter jag haft. «Det var en gång en 76-årig man, som tidigare förutom litet högt blodtryck varit frisk genom livet. I hans släkt noterades inga speciella sjukdomar. En kväll då han spelade tennis kände han plötsligt...» Detta fungerade perfekt; inom en minut sov de sin tryggaste sömn. Jag kunde då plocka fram Läkartidningen, och klämma ett par artiklar, innan jag smög mig ur barnkammaren. «Tog litet tid ikväll, småljög jag inför hustrun, men fint att du hunnit med att fixa kvällsfikat med dessa nybakade bullar. Man skulle kunna tro att du är bakjour».

Tydligen hade de dock hållit sig vakna litet längre vid några tillfällen, och lyssnat på mina hormonella utredningar, för då yngsta dottern var knappt 4 år, så frågade hon plötsligt: «Pappa, hur är det nu med TSH-nivåerna vid sköldkörtelutredning? Är det den primära eller hypofysära underfunktionen, som har TSH-stegring? Jag kommer inte ihåg, och jag har frågat mina kompisar på dagiset, och de visste inte heller». Lär man sig inget på dagiset nu för tiden, annat var det på min tid, tänkte jag tyst. Med en liten tår i ögonvrån och något rört hjärta förklarade jag det hela ännu en gång, innan dottern rusade till dagens Bolibompa. Jag berättar för kompisarna imorgon, lovade hon.

Ungarnas fina dagis låg bara 300 meter bort, och vägen dit vi sjungande med händerna i varandras, «Hej hå, hej, vi till vårt dagis gå, tralala lej, tralala lej, hej hå, hej hå». Behövdes ingen övertalning alls på mornarna. Hördes på långt håll att det var vi som var på väg. På fredagarna var det sångstund, i så måtto att en unge hade övat in en sång hemma under veckan, för uppsjungning för alla efter frukosten. Klassikerna «Mors lille Olle», Bä bä vita lamm» och «Ekorrn satt i granen» var redan körda, då det var min 3-åriga dotters fredag. Vad blir det idag då, undrade fröken förväntansfullt. Det blir «Sverige, Sverige» av Vilhelm Stenhammar, blev svaret och sedan följde en välrepeterad framställning av denna något oväntade låt. Lärarnas käkar gick ur led momentant och samtidigt, och övriga ungar har nog inte ens idag fattat vad de hörde.

Påföljande vecka var en lokalt känd barnboksförfattare på dagiset, för att presentera sin nya bok om «Troll och människor», som fått han fått välförtjänt beröm för. Efter framställningen för den yngre barngruppen undrade han ungarna om de hade några frågor om boken. Min dotter räckte upp handen, och kommenterade välrepeterat. «Imponerande framställning, hör du du. Men jag undrar vilken specifik målgrupp du riktar dig till?» Vittnen har i efterhand samfällt beskrivit att författarens svimning inträffade inom 10 sekunder, med oturlig efterföljande skada på underkäken, som krävde tre stygn på närmaste vårdcentral. Han återkom aldrig till dagiset, av någon anledning.

Påföljande vecka blev jag inkallad till dagischefen. «Det är bra att du engagerar dig i dina fina barns utveckling, Thord, men vi på dagiset har lärt oss, att var sak har sin tid. Låt dina barn vara just barn ett par år till. Hypofysen, Stenhammar och riktade målgrupper kan vänta en stund.» Efter någon vecka började jag förstå vad hon menade.

Nu inställer sig förstås frågan om sanningshalten i ovanstående skröna. Klart att jag, med dramatikerns rätt, tagit ut svängarna i minneskarusellen rätt rejält, men grundsatsen är mer sann än falsk, inbillar jag mig. Vad jag förstår så ljuger vi alla nio gånger varje dag, enligt senaste forskningen, om det nu är sant, utan att jorden eller vår egen tillvaro rubbas; ingår liksom i livsspelet. Med litet överdrifter blir tillvaron litet mindre tråkig, åtminstone i berättelsens form, om du frågar mig, och om sanningen skall fram.

Det låg ett skimmer över Gustavs dagar

Att det låg ett skimmer över Gustavs dagar, påstod en gång Esaias Tegnér, och vi som hållit oss vakna på historielektionerna har sedan tagit med oss detta ut i livet. Gustav är förstås den III:e i ordningen, och har trots sitt tragiska avslut på sin livsgärning, således lyckats se till att solen nästan konstant sken, åtminstone i Sverige under andra halvan av 1700-talet. När jag frågade en historieintresserad läkarkollega under vilken historisk halvsekelstid han helst hade levat i Sverige, svarade han till min glädje spontant 1750-1800. Bra, då är vi åtminstone två.

Gustav nådde fyraårsåldern under 1750, och förstod förstås då inte att han under de återstående 42 åren av sitt liv skulle bli kung, ordna en statskupp, slåss mot ryssen, skapa Svenska Akademien, utveckla och deltaga i teaterlivet och maskeradbaler, för att till slut tragiskt dö på sin maskeradpost för Anckarströms kulor. Vilken annan kung eller man/kvinna kan visa upp ett sådant liv på sin dödsbädd; skimret tycktes leva kvar, när kungen själv känner, att ljuset i tunneln långsamt håller på att släckas.

På kvällen den 1 mars 1771 får då kronprins Gustav under ett besök på Operan i Paris besked om att hans fader Adolf Fredrik tre veckor tidigare avlidit i ett plötsligt slaganfall hemma i Stockholm. Var således andra tider då gällande tidsåtgång mellan det inträffade och vetskapen om detta; inga plingande sms-er här inte, även om förstås mobilen i så fall skulle varit avstängd under operabesöket. Under hemresan till Stockholm kunde den blivande kungen bara spekulera och drömma om framtidens sköte, och hoppas att det kommande skimret skulle leda honom rätt. På den tiden var det nog främst kungligheter, militärer och kulturpersonligheter som hamnade långt från sina närmaste vid plötsliga bortgångar. Jag menar att de flesta levde tätt med de sina på gården, och var således inte avlägset borta på operabaler i andra länder, när olyckan var framme.

Kung Adolf Fredriks död har fått ett annat skimmer, löjets skimmer, över sig. Han påstods ha lämnat in efter konsumtion av ett flertal semlor samma kväll, något jag försiktigt påpekar då någon på semmeldagen i februari just svalt sin andra fettisdagsbulle och ser sig om efter sin tredje. Kanske har det räddat något liv under årens lopp.

Är skimret det gemensamma för oss som längtar tillbaka till detta halva århundrade? Vi skulle vilja vara med, då allting som vi nu tar för självklart skapades och upptäcktes. Trots att jag aldrig egentligen haft något större intresse för botanik, hade jag gärna följt med i Carl von Linnés skara av lärjungar, då de gemensamt med mästaren kartlade Sveriges natur via de omfattande landskapsvandringarna i såväl Lappland, Bohuslän och till sist i Skåne påbörjad 1749. Tidsmässigt således egentligen inte kvalificerad för att vara med här, men redovisningen gled in på 1750-talet och öppnade upp svenskarnas ögon för deras okända natur, och småningom även för blomsterkungen och sexualsystemet. I Göteborg lever han ju vidare via Linnéplatsen och Linnégatan, som jag passerar dagligen. Ute på Rörö där jag bor har en modern Linné från grannön i 1700-tals utstyrsel inkluderande peruk, årligen sommarexpeditioner, som lockar ett 20-tal medföljare. Vid ett sådant tillfälle frågade jag honom, om han under sin Bohusländska resa någonsin besökte Rörö, men fick då tyvärr svaret nej. Ligger ändå ett skimmer över ön, om man frågar oss som bor här. 1778 var ett tungt år i historien, för då föll Linné slutgiltigt ifrån, och tog i fallet med sig de tunga filosoferna Rousseau och Voltaire. Många djupa tankar slutade då att formuleras, men deras insatser fram till dess lever kvar för eftervärlden.

Carl Mikael Bellmans levnadstid gick i stort parallellt med Gustavs, och har ju givit oss musikaliskt skimmer över tiden, med fjärilsflykt över Haga och Ullas äventyr på fjärdar och annat, så att vi kan känna hur det kändes där och då. Bellmans sista år gick i fattigdomens och rusens tecken, enligt beskrivningar. Det kan säkert förklara, att vad jag förstår, Bellman aldrig beskrev maskeradbalens tragiska utfall, trots att han själv överlevde denna med tre år.

Skimret över Svenska Akademien har ju tunnats ut en del de sista åren, vilket förstås dess skapare och tillskyndare ej kan lastas för. Stort var det vid anstiftningen 1786 med syftet att «arbeta uppå Svenska Språkets renhet, styrka och renhet», och stort att upplysningstiden värdesatte det fria tänkandet och lät de fria tankarnas skimmer fortplanta sig in i vår tid. Åtminstone uppskattas detta av mig, och hade möjligheten funnits, så hade jag gärna som ett osynligt, ej ingripande vittne, glidit med och upplevt detta halvsekels stora händelser, för att sedan när allt förvandlades till kallt 1800-tal, snabbt återgå till nutidens tider, med dess tillsynes aldrig slocknade men ej alltid värmande ljuskällor. Ibland kan ju skimret liksom skenet bedra. Men medge ändå, att det var då allt hände.

Man bara försvinner-omstart ruta ett

För länge sedan läste jag en intressant roman, och en passage där grep tag i mig. Handlade i korthet om en arbetsplats med kemikalier med cirka tjugo anställda. En förmiddag var olyckan framme, och hela arbetsplatsen gick bokstavligen upp i rök, med tyvärr även alla anställda som befann sig i fabriken. Dock hade en man haft ett uppdrag utanför arbetsplatsen just denna förmiddag, och på vägen tillbaka noterar han explosionen på cirka 200 meters avstånd, och klarar sig således helt oskadd. Istället för att rusa fram och försöka hjälpa till, såsom att ringa efter brandkår och ambulans, väljer han istället att bara vända och springa åt andra hållet. Han tänkte, att alla kommer att tro att även jag är sprängd i bitar. Låt dem tro att jag är död, och låt alla gråta över mig. Nu kommer min chans att börja om mitt liv på nytt, långt borta. 30 år gammal, men ändå omstart på ruta ett.

Hur kan denna tanke vara den första, som dyker upp i hans huvud? Han kunde ju istället blivit uppmärksammad och omskriven, som den ende som överlevde pga ett tillfälligt uppdrag utanför olycksplatsen. Vad var det för uppdrag? Varför fick just du detta? Tänk på alla nära och kära, om han nu hade sådana, som tackade högre makter för det inträffade och sedan betraktat honom som odödlig. Media skulle troligen stå i kö för att återge hans historia, med epitetet «Han som överlevde sprängningen», och något annat arbete skulle han troligen ej behöva de närmaste åren. Den mediala uppmärksamheten är ju förstås inget man spontant tänker på vid explosionstillfället, utan den inställer sig varken man vill eller inte.

Upplevde han inte spontant att han räddats till livet, och borde vara tacksam för detta? Eller upplevde han att han räddats från en livssituation, som han nu äntligen fick chansen att fly ifrån? Den spontana flykttanken måste i så fall ha funnits hos honom medvetet eller undermedvetet en längre tid. Egentligen flyr han inte till ett nytt liv, utan flyr egentligen från ett gammalt, dvs det enda han har och känner till.

Hur skapade han ett nytt liv? Det gamla hade ju avslutats, officiellt via begravning och dödsruna i lokaltidningen, även om hans och hans riktigt döda arbetskamraters kroppsrester ej kunde individuellt identifieras. Måste ju flytta långt hemifrån, åtminstone lämna bostadsort och landsända, för att inte igenkännas på buss eller T-bana. Kanske ändra frisyr, lägga till med skägg och ordna ny klädsel. Gångstil och röst lär vara oförändrade. Ordna nytt namn, skapa ny identitet gällande bakgrund, arbete, familjesituation. Han måste ju förstås undvika all form av medial uppmärksamhet.

Egentligen är det ju egentligen hans gamla arbetskamrater, vänner eller släktingar, som kan avslöja honom. Normalt ifrågasätter vi ju inte, åtminstone inte jag, uppgifter om namn och bakgrund hos alla nya bekantskaper vi dagligen gör. Hm, kanske fel.

Hur gick det? Enligt uppgift skall någon ha känt igen honom efter något år, då han 50 mil bort stod vid ett vägbygge och grävde en tunnel med ett tjugotal andra. Om han blev avslöjad och hela historien rullades upp, vet jag inte. Det är kanske inte brottsligt att fly från sin tillvaro, som han gjorde, men inget vi uppmanar våra barn till. Förr eller senare hinner den bistra verkligheten ikapp oss, och vi kan ju inte fly hela tiden, även om det känns rätt där och då.

En slutlig tanke som dyker upp, är ju vad som skulle hända, om han verkligen blev upptäckt och avslöjad framför myndigheternas och särskilt polisens ögon. Skulle då hans berättelse om flykt till något nytt hålla? Hur besvara: Var det kanske du som medvetet eller omedvetet låg bakom olyckan? Var det bara du som överlevde? Om han klarade sig ur dessa frågor, skulle säkert psykologer, beteendevetare och TV-journalister plåga honom om hans ursprungliga motiv, och om han uppnått målet. Skulle du uppmuntra andra att byta livssituation? Dags att skapa en organisation på internet? Kanske byta livssituation med varandra? Vi har väl alla tittat avundsjukt på vissa personer i vår närhet, som tycks ha allt det vi själva önskat, men aldrig tycks uppnå. Slutsatsen blir väl ändå på något vis, att vi skall förbli vid vår livsläst, och inse att livets gräs inte automatiskt blir grönare, vid chansen till en plötslig och oväntad flykt från vår upplevda ingrodda livsträdgård.

Nej farfar, Vegahemmet ligger längre ner

Jag har alltid gillat att springa; åtminstone sedan gymnasietiden, då helt plötsligt mina klasskamrater hamnade bakom mig på längre sträckor. Har nog ärvt några löpargener från min käre far, som på 1930-talet var ner mot 2-minutersvallen på 800 meter, då en brusten akillessena lade hans löparkarriär på hyllan. Har klämt 30 Göteborgsvarv, och därefter slutat med tävlingslopp, men fortsatt köra hemmavid 3-4 gånger per vecka.

Jag upptäckte nu på äldre dar, att ett stort antal vardagslöpare samlades på tisdagskvällarna vid Linnéplatsen, för vad jag förstod någon timmes träning i Slottsskogen. Kul att testa något nytt tänkte jag, och gick dit en fin hösttisdagskväll med mina hyggligt fräscha Nikeskor väl snörda.

Noterade då 50-60 löpare i 25-35 årsåldern, med lätt övervikt för kvinnor. Jag hejade litet försiktigt på ungdomarna och började strechta litet, även det försiktigt, då en kille, som verkade vara någon slags ledare kom fram till mig och sa: Nej farfar, du har kommit fel. Vegahemmet, ett känt äldreboende i Linnéstaden, ligger där borta, och pekade med hela handen. Oj, hur visste du det, bor du där själv, jag menar, du verkar ju inte så gammal, svarade jag. Han skrattade inte, av någon anledning. Jag tänkte bara vara med och köra litet med er; jag lovar att inte störa, fortsatte jag. Han såg misstänksamt på mig. Ok, var har du ställt rullatorn? Hur länge får du vara ute, dvs när kommer färdtjänsten och hämtar dig? Är jag hemma vid kvällsmackan klockan nio, så blir de inte oroliga. Han skakade på huvudet, och ställde en fråga, som jag inte skulle höra, till sin ledarkompis. Har vi med hjärtstartaren idag? Bra, funkar den? och pekade med huvudet åt mitt håll. Jag fattade inget, men förblev tyst.

Jag hängde med gruppen i den knappt tio minuter långa uppvärmningen, utan att hjärtat stannade och så började instruktionen för dagens övning. Idag blir det tuff backträning, riktig mjölksyraladdning, sa ledaren. Vi kör maximalt uppför Säldammsbacken till att börja med, sa han, och hoppades väl att jag skulle stanna halvvägs och mata sälarna. Jag drog på som vanligt, jag menar, Säldammsbacken hade varit min backtränings-backe i flera år, så sälarna kände väl igen mig, då jag som vanligt hejade på dem halvvägs upp i backen, då jag också undrade om jag tagit fel backe, för jag hörde inga andra bakom mig. Nej, backen var rätt, men tempot jag valde var tydligen fel, dvs för högt. Jag inväntade snällt med några armhävningar, på ungdomarna, när de så småningom kom upp till toppen.

Ok, farfar, du får väl vara med då; om du lovar att ta det litet lugnare, så att vi övriga hinner med, sa ledaren innan han ramlade ihop på marken och spydde. Tack, jag lovar, sa jag och gjorde 20 snabba armhävningar till utanför programmet. Den som vill kan få åka med mig i färdtjänsten hem sen, lovade jag, men jag tror ingen uppfattade detta.

Dödsängeln

I mitt liv som läkare ingår förstås att rädda liv, men ibland har det känts som om jag utanför sjukhuset haft en negativ inverkan på livsprocessen på ett antal personer, samtliga berömda män med välförtjänta goda anseenden i genomsvenskens ögon. Det märkliga är att alla dessa män efter korta möten och samtal med undertecknad inom en vecka lämnat in handduken. En död är ingen död, två börjar likna ett mönster och tre dödsfall blir riktigt obehagliga. Dödslistan upptar en skådespelare, en komiker och en politiker.

Starten var då vi med några år passerat milleniumskiftet, och då jag deltog i doktorspromoveringen av en nära släkting på Svenska Mässan, då den folkkäre skådespelaren samtidigt tilldelades en hederspromovering för sin mångåriga insats på scengolvet. Efter promoveringsceremonin och före middagen med underhållning, stod vårt sällskap och småpratade, då skådespelaren passerade just intill. Jag fick honom då att stanna och uttryckte min spontana beundran för hans scenkonst och gratulerade till hederspromoveringen. Han uttryckte sin tacksamhet för de vackra orden, och efter någon minuts konversation lämnade han oss, och önskade en fin avslutning på kvällen. Några dagar in i påföljande vecka, fick vi alla höra och läsa om hans plötsliga bortgång i hemmet, i en trolig hjärtåkomma. Vi i vår grupp, som således talat med honom några dagar tidigare sörjde honom som en kär ny vän.

Nummer två var vid kafeterian vid Sundsvalls flygplats cirka fem år senare. Jag hade under dagen själv utsatts för 4-5 timmars korsförhör vid en omfattande dopningsrättegång vid Sundsvalls tingsrätt, i form av åklagarens expert, där jag beskrev de medicinska riskerna inkluderande ökad dödlighet vid missbruk av anabola steroider. Tyckte själv att jag klarade min uppgift hyggligt, och jag minns att jag vid slutet av manglingen, sa till advokaterna att det nu bara finns en fråga till för mig att svara på: Finns Gud? Viss kortvarig munterhet spred sig i rättssalen, innan den bistra ordningen återställdes. Insåg efter manglingen att jag skulle hinna med en avslappande och stärkande kaffe på flygplatsen, före avresan tillbaka till västkusten. Noterar då att i kön även en känd norrländsk komiker befinner sig, och jag fäller någon göteborgsk lustighet, som han pliktskyldigast ler litet grann åt. Vi flyger sedan åt var sitt håll, men inom en vecka läser jag om hans akuta och förstås tragiska bortgång i trolig hjärtinfarkt. Jag började ana ett mönster.

Trion fullbordas faktiskt i en av de långa gångarna på Sahlgrenska, ytterligare några år senare. Jag är på väg till mitt rum, då jag passeras av den store Göteborgspolitikern, som just då i mina ögon ej tedde sig så stor. Han verkade ha tappat ett antal kilon på vägen. Jag frågade litet försiktigt om allt var ok, och han sa att han sett bättre dagar, men att hoppet aldrig överger honom. Tyvärr var hans livsresa över inom två veckor.

Det är väl kanske att ta i att kalla mig en dödsängel. En Wallanderfilm, som jag ej sett, benämnes Dödsängeln, och ett antal kända förbrytare/mördare benämnes dödsänglar, såsom Josef Mengele, den nazistiske läkaren, som utförde horribla dödstudier på försvarslösa och oskyldiga judar under kriget. Dock har jag efter mina samtal med ett antal kända svenskar, således noterat att de tämligen plötsligt efter någon vecka slutat sin livsvandring. Jag tror ryktet börjar sprida sig, tänkte jag, då jag nyligen såg en känd sångare plötsligt rusa över på andra sidan gatan, då jag kom emot honom på Avenyn. Han ville väl inte riskera sin sedan länge inplanerade sommarturné. I get the message, tänkte jag: Jag skall försöka hålla mig på min kant fortsättningsvis, och inte lägga mig i våra stora medmänniskors livslinjer.

Historien kunde ha slutat här

Nej, någon längdskidåkare har jag aldrig varit, men då jag flyttade till Skövde och Kärnsjukhuset i mitten på 1970-talet, tänkte jag att jag åtminstone kunde testa de fina banorna på Billingen, då nu möjligheten fanns och vintern mötte upp med rejäla mängder snö. Skaffade mig ett par nya, moderna skidor nere i stan, och svarade att jag kallades Lill-Assar då jag var liten, på frågan om jag var van skidåkare. Hm, fick jag till svar. Tolkade det som att han pga sin låga ålder aldrig hört talat om Assar Rönnlund. Jag valde att debutera i skidspåren det veckoslut, som jag visste att skidlandslaget med Gunde och Wassberg låg och finslipade formen inför kommande VM eller nåt. Tänkte att jag kunde hänga på dem några kilometer, och lära mig av deras teknik, och sedan utbyta erfarenheter efter passet. Mycket riktigt blev jag den aktuella dagen omåkt av tre åkare efter några kilometer. Tyckte väl inte att de höll världsklasstempo och hade svårt att se bakifrån, vilken som var Gunde eller Wassberg, och anade att de hade ett lugnare pass denna förmiddag. Jag släppte dem ur sikte, och när jag väl kom i mål, kände jag igen dem. Tyvärr inga elitåkare, utan tre patienter från sjukhuset; två hade jag återupplivat några veckor tidigare, och den tredje hade jag mött på mottagningen pga hans dåligt reglerade Parkinson-sjukdom. Jag tog mig spontant åt ryggen, och sa högt att man skall inte åka skidor med akut ryggskott, vilket de inte protesterade mot. Insåg dock för mig själv, att med eller utan ryggskott, så är skidåkning inget för mig. Historien kunde ha slutat här, men...

Några år senare finner jag mig själv fast i ett litet utrymme utomhus någonstans i Slottsskogen. Min fru och hennes kompis har just tagit sig runt på Lady Lufsen på hyggliga tider, och väntade på att hämta ut sina välförtjänta medaljer i just detta slags tält, avgränsat av ett knappt meterhögt staket. Jag hamnade allt längre bak och stod nu intryckt mot detta staket, och insåg att bästa sättet att ta sig ut, var att hoppa över staketet på något sätt. Just när jag skulle ta det avgörande språnget, fick jag se att självaste Patrik Sjöberg stod bredvid mig och tänkte samma sak. Du först, sa jag till honom. Artig mot storheter har jag alltid varit. På något vis måste Patrik stått något för nära staketet, för han fastnade på något sätt, medan jag lätt tog mig över på första försöket. Jag berättade i förbifarten att jag hoppat 1,35 i saxstil i mellanstadiet, och gav honom sedan instruktioner att skjuta ifrån bättre med upphoppsbenet, vilket gjorde att även han lätt tog sig över, lättad men kanske något skamsen. Han fick några andra elementära råd, som jag fått av min gymnastiklärare, och som jag tror han uppskattade. Veckan därpå slog han världsrekordet på DN-galan på Stockholms Stadium med 2,42, vilket jag förstås såg i direktsändning på TV. Jag väntade förgäves på kommentarer om den förbättrade hopptekniken från Plex Pettersson och från Patrik själv, men tydligen klippte man bort det. Historien kunde ha slutat här...

Ytterligare några år senare är jag på en kongressresa i USA för att presentera nya data om tillväxthormondopning. På väg till kongresscentrat blir jag stående vid ett övergångsställe, då grönt skulle förvandlas till rött inom 10 sekunder. Jag var på väg att chansa med en rusch, då jag plötsligt noterar att Usain Bolt står bredvid mig, var huvudnumret i en megatävling påföljande dag, med samma tanke. Shall we give it a try, Usain? You first. Det är klart man är snabb, om klämmer 100 meter på 9,58 sek. Jag menar, han var inte långt efter. Men det är ju skillnad att rusa över en gata och att springa VM-final. Historien kunde ha slutat här, och det gör den faktiskt. Äntligen, om du frågar mig...

Reneé Coeckelberg här, välkommen!

Jag har alltid gillat att läsa, och har alltid en aktuell bok på gång. Jag är gammaldags, som läser mina böcker, och lyssnar ej. Jag brukar fråga mina moderna lyssnande Storytel-vänner, om de har hört ut sin bok, inte läst ut den som jag. Sedan knappt 50 år registrerar jag varje utläst bok gällande basalia, dvs titel, författare, men även aktuell lästid (start-slut), men ej omdöme. Har också som motto, att har jag läst första stycket på en bok, så avslutar jag den. Man kan ju inte bedöma en boks kvalitet, förrän sista meningen är avklarad, brukar jag förklara. Finns säkert en diagnos för detta, men det är kul att sitta och bläddra i bokdatorn, och relatera till vilka specifika böcker jag läste under mina olika livs-events. Blir i genomsnitt 35-40 böcker per år. För att kunna svara en flygande reporter på stan, om min bästa utlästa bok, vilket ännu ej hänt, har jag beslutat att då svara Hundra år av ensamhet av Gabriel Garcia Márquez samt Ensam i Berlin av Hans Fallada.

Då jag i mitten på 1970-talet flyttade till Skövde för tjänstgöring på Kärnsjukhuset märkte jag tämligen snart att antalet välsorterade bokhandel var klart mindre jämfört i Göteborg. För att slippa att närmast veckoligen beställa aktuella böcker i bokaffären, blev jag tämligen snabbt medlem i de flesta nya månads-bokklubbarna, men även i den mer perifera bokklubben Coeckelbergs, som presenterade litet mer udda littera-tur, som då ej alls var självklart att marknadsföras i de övriga bokklubbarna.

Jag hade då via Coeckelbergs beställt bl.a. Purpurhä-gern av Giorgio Bassani, men då den efter en månads väntan ej anlänt, blev jag irriterad och undrade vad som hänt. Inte kunde denna speciella bok vara slutsåld eller så. Jag ringde således upp aktuellt telefonnummer, och efter cirka tre sekunder hördes i andra ändan av luren: Hej, detta är René Coeckelbergh, ordförande i Coeckelberghs förlag och bokklubb. Välkommen. Vem är det jag talar med? Jag blev ganska perplex, min irritation förvandlades momentant till milsvid förvåning. Jag menar, det var som att ringa till Volvos växel, och direkt höra PG Gyllenhammars fråga, vad han kunde stå till tjänst med. Jag blev tyst i någon sekund, men sa sedan att jag hette Thord. Längre kom jag inte, då René snabbt men vänligt avbröt mig och sa. Du måste vara Thord Rosén, som bor i Skövde? Jag fick misstänksamma tankar om SÄPO-avlyssning, men bekräftade att jag var jag, bosatt i Skövde således. Jag framförde sedan i försiktiga ordalag, att jag ännu ej fått Purpurhägern, hade den fått flygförbud eller nåt, eller brutit vingarna, tänkte jag tyst. Javisst ja, svarade René, den ligger här på köksbordet. Jag har haft en annan bok att skicka under veckan, så jag har glömde bort din häger. Ber så hemskt mycket om ursäkt. Två böcker per vecka ger mig övertidsarbete; jag börjar bli stressad. På den tiden gick man inte in i väggen.

Några dagar senare hämtade jag ut paketet på posten. Purpurhägern var väl inslagen i glansigt julklappspapper med tomtar och renar, med ett litet God Jul-kort, var ju veckan före jul. Jag läste småningom boken, som handlar om en verklighetsskrämd advokat, som under en fågeljakt är med om att en häger skadeskjuts till döds, vilket gör att advokaten samma kväll förkortar sitt eget liv. Således tragiskt slut på den historien, men annars för mig hågkomst av det mycket personliga bemötande Coeckelberghs bokklubb uppvisade mot sina kunder, ända uppifrån klubbens ledning, och särskilt mot oss boende i Skövde, som jag uppfattade det.

Två veckor senare läste jag i Skövde Nyheter att Coeckelberghs bokklubb hade gått i konkurs, eller åtminstone grovt omorganiserat verksamheten. Jag fattade inget. Jag menar, att det dröjt så länge.

Lyckligt liv-när görs bedömningen?

Jag testar ibland frågan i min närmaste omgivning, hur och när man utvärderar hur ens eget eller andras liv varit; om man nu överhuvud skall ägna sig åt det. Varför blev det, som det blev? Hade jag inte blivit övertalad att gå på den där festen, den där snöiga fredagskvällen, så skulle min livskamrat och mitt livsöde blivit annorlunda, oklart om bättre eller sämre. Ingen speciellt djupt originell tanke, som drabbar oss alla, mer eller mindre frekvent.

Att jag litet grävt ner mig i frågan om livsbedömningen härstammar från ett livsöde ganska nära min egen levnadssfär. Lätt omskrivet rör det sig om en man, som till den yttre beskrivningen fått det mesta att smidigt gå hans väg. Stabil uppväxt, uttalad studiebegåvning, som utmynnar i studentexamen i toppklass; helt enligt omgivningens och troligen hans egna planer. Träffar sin livskamrat och får älskade barn. Fortsätter med en förväntat lysande akademisk karriär, som utmynnar i en professorstitel. Våra vägar korsas av och till i sjukvårdskretsar, då jag beundrar hans faktakunskaper och hans vänliga, men i mitt tycke något formella och stela yttre. Ryktet spreds sedan att han i medelåldern övergivit sin livskamrat, till förmån för en något yngre medarbetare på arbetsplatsen. Han gör inte så, inte han. Ingen förstod något. Tröstens tankar gick till den förra livskamraten och barnen, som avbröt alla kontakter med sin fader. Tragiken fullbordas något år senare, då han självmant väljer att avsluta sina livsdagar, långt i förtid, och lämnar en scen, som bara innehåller förlorare.

Hur skall ovanstående liv beskrivas i termer av bra-dåligt, lyckligt-olyckligt, framgångsrikt-misslyckat; om vi nu verkligen tvingas till att ta ställning. Huvudfrågan i mina ögon är om självmordet per automatik ger livet betygen dåligt, olyckligt, misslyckat; eller om allt positivt fram till dess, skall ge slutbetygen bra, lyckligt och framgångsrikt. Finns förstås inget explicit svar på frågorna, men att livsslutet spelar roll i slutomdömet är helt klart.

Vad händer om nya data framkommer i en människas livsöde, långt efter bortgången? Skall vi då omvärdera livsgärningen, vilket ju kan vara grymt för t.ex. celebriteter och vetenskapsmän. Albert Einstein blev ju vederbörligt hyllad för sitt nytänkande med relativitetsteorin och tidigt Nobelpris, men nog förlorade han kampen om kvantmekaniken mot Niels Bohr, och de sista åren i USA på 1950-talet kände han sig ensam och övergiven i de vetenskapliga kretsarna, då han upplevde att hans åsikter, med viss rätt, ej togs på allvar, vilket för honom var en ny känsla. Så rent vetenskapligt slutade han inte på topp, men i allmänhetens ögon är och förblir hans livsgärning geniala, även om han själv och en del av hans samtida kollegor sålunda tyckte att han kommit efter.

Åldern tar väl i dessa sammanhang ibland ut sin rätt, även om författare, musiker, författare och politiker kan behålla skärpan till slutet, även om dessa inte sällan bedömes efter sina senaste verk. Skillnaden är stor gentemot idrottsmännen, som har sin storhetstid under 10 år, oftast i 20-30 års-spannet, och en del klarar inte den nya situation, då man ej längre får kliva upp på prispallen, och då strålkastarljuset definitivt slocknar. Men vi förlåter våra idrottshjältar, då åldern tar ut sin

rätt och nya medaljer uteblir, och hyllar dem förstås
för de tidigare bedrifterna, men det är inte alltid våra
spontana hyllningar når fram till dem i post-karriär-situ-
ationen, utan lämnar enbart tomhet i en ibland utbränd
och förstörd kropp. Alla får inte sina tröjor upphängda i
taket i Scandinavium eller i något idrottsmuseum. Men
vem har sagt att just idrottsvärlden skulle vara rättvis?

Att ingen människa är bättre än när hen dör, noterar
vi ju i alla dödsrunor och varma tal i samband med
begravningar. Känns förstås då naturligt att vackra min-
nen och egenskaper lyftes fram för att följa med på
den sista färden, med samtidigt känslan hos oss överle-
vande att detta skulle vi framfört med emfas och kon-
tinuitet medan livet fortfarande pågick.

Om jag fick vara Johan Glans i tio minuter

Jag har på sista åren börjat gilla kompetenta stå-upp-komiker alltmer. Uppskattar grejen med direktkontakt med publiken, och den spontana positiva respons, som lyfter showen ytterligare. Om jag fick vara Johan Glans under tio minuter eller så, skulle jag försökt skapa nedanstående.

– Kul med så många här ikväll. Det är jag ju van vid, men man kan ju aldrig säkert veta.

– Någon från Stockholm? Jaså du. Hade jag aldrig trott. Nyinflyttad eller? Sett kungen än? Fin skjorta du har förresten. Jag kommer ihåg, när de var populära.

– Nej, skojar bara. Kommer jag inte alls ihåg. Det var ju så otroligt länge sen. Den sommaren jobbade jag på posten, tror jag.

– Men behåll den på. Du jag ju alltid byta i pausen. Gott om tid att springa över till macken på andra sidan gatan. Om du samtidigt tankar full tank, får du en hygglig T-shirt, tror jag. Det finns ett hyggligt museum för din gamla skjorta, om du kan med att lämna in den. Du kan ju alltid hävda att du hittat den på vinden, då du röjde upp efter din farfar, eller nåt.

– Är du damen där också från Stockholm? Då kanske ni känner varandra? Fin klänning du har. Jag kommer ihåg när, öh, jag menar, när den var på framsidan av Vogue, tror jag. Ett av deras första nummer.

– Nej, behåll den på, för allt i världen. När ni tröttnar på mina skämt, så kan jag ju peka på klänningen. Nej, sitt för 17. Den syns ändå. Du kan också byta i pausen. Jag kan hjälpa dig, jag menar de där gamla klänningarna, kan vara svåra att få av. Vi ses i logen, eller nåt. Vi får se vad vi får för utbyte av varann, jag menar, vad jag har att byta med. Hm.

– På tal om kläder och spontana reflexer. Ni har väl hört om det gifta paret, där damen på sista tiden börjat prata i sömnen. «Oh, nej, nu kommer min man hem», utstötte hon, varvid mannen, som regelrätt låg bredvid, vaknade till, och spontant tog sig ur sängen, rafsade ihop sina kläder, och hoppade ut genom fönstret. Tröttnade tydligen akut på hennes nattprat. Jag skulle ha stannat kvar, Vart skulle han sticka? Kunde också vara kul att se hur hennes man såg ut, och tvingat henne att välja.

– Kunde ju också rört sig om flera olika män, som hon hade svårt att hålla reda på. Vi högre ålder tappar man lätt räkningen, dvs har svårt att räkna rätt. Jag har förresten forskat fram att det finns *tre* (3) olika människotyper gällande matematik. De som kan räkna, och de som inte kan räkna. Inte svårare än så.

– Jag tänkte presentera denna teori för en gammal mattelärare i högstadiet, som vid terminslutet i åttan skällde ut hela klassen, och skrek att vår klass var den sämsta klass, han någonsin haft, och att han tänkte ge 75% underkänt i slutbetyget. Då räckte en tjej vid en bänk långt bak upp handen, och sa. Men magistern, så många är vi ju inte. Då slängde han ut oss allihop i korridoren, och rekommenderade fem myror och några elefanter på TV, om det inte var för avancerat. Vad jag förstod flyttade han sedan in i ett kloster. Men tjejen längst bak i klassen hade ju rätt. Vi var ju bara 30%.

– Såja, Johan. Nu får du ta över igen. Mina tio minuter har gått. Men sitt gärna kvar, även ni båda från

Stockholm. Förresten, vilket bestick är mest lämpat för sista måltiden? Avsked, förstås. Definitiv sorti nu. Nej, förresten. En stor orienterare berättade i samband med mottagandet av ett stort välförtjänst pris, att hennes orienteringskarriär inte alls började i glans. Då hon anlände till första kontrollen i sin första tävling, märkte hon att hon tappat kartan. Hur kul var det på en skala 1 till 50.000?

Ridån faller. Äntligen.

Musik-Bob Dylan

I försättsbladet till min doktorsavhandling i november 1993, som berörde tillväxthormonbrist hos vuxna, noteras utöver tacket till hustru och barn, de två raderna, *Let us not talk falsely now, The hour is getting late*; from All along the watchtower, Bob Dylan. Dylan har således efter trettio år på jorden insett att livet är begränsat i sin omfattning. Dags att börja leva det rätt och ärligt. Jag själv, då dryga fyrtio, köpte dessa tankar rakt av och kände associationer till finska Höstvisan, *Skynda att älska, dagarna kortas minut för minut, snart är den älskade sommaren slut*. Vissa retade sig på att jag var övertydlig med att texten var från All along the Watchtower, medan någon undrade vem Bob Dylan var. Fram till för några år sedan blev Watchtower automatiskt svaret, när jag tillfrågades om hans bästa låt. Gitarrslingan som förblivit klassisk, insikten att tiden obönhörligt rusar på och slutstrofen, som indicerar visst hot med *Two riders were approaching The wind begins to blow*, räckte för mig som förklaring.

Dylans bästa egna version av *Like a rolling stone*, är livespelningen från Budokan-konserten i Japan 1978. Var förresten i juli detta år i Scandinavium, Göteborg, som jag första gången själv såg Bob på en spelning. Budokanspelningen fyllde ut tomrummet i refrängen mellan *How does it feel* och *To be on your own,* med ett innerligt saxofonsolo, som jag saknat, ända sedan jag först gången hörde låten som nybliven gymnasist september 1965. Då som oskyldig 16-åring fångades jag av låtens gungande flöde och det sorgsamma ödet hos tjejen, som tycks ha förlorat allt i glamourvärlden, och var på väg att landa hjälplös, utnyttjad och utan hopp på gatan igen. Helt ny musik två år före hippiesommaren. Att låten 2004 av musiktidningen Rolling Stone korades till förstaplatsen av världens femhundra bästa låtar genom tiderna var helt i sin ordning.

Det var dock *With God on our side,* som 1969 öppnade för mitt intåg i Dylan-hagen, där jag sedan tryggt befunnit mig, och inte tänkt lämna frivilligt. USA:s krigshistoria genom nästan 200 år berättad med gitarr och munspel. Trots de hundratals gånger jag hört den, fylls jag varje ny lyssning av de hoppfulla slutorden: *If God's on our side, He'll stop the next war.* För att inte tala om *Desolation Road,* vars tema är The world is a chaos, Start from that, enligt en utsaga från mästaren i någon slags intervju. Räcker åtminstone för mig som förklaring. Då jag lämnade Göteborg för tjänstgöring i Skövde, kopplade jag första kvällen in grammofonen, tog fram vinylen *Highway 61 Revisited* och körde sista spåret, dvs Desolation Road. Drygt 10 minuter senare var jag i trygga händer; dags att greppa kaoset vid Billingen tänkte jag, och blev sedan kvar i 11 år.

Känns förtröstansfullt att ålderns höst ej hämmar skapandet av nya odödliga klassiker. Tycks gälla för Dylan, liksom andra mästare, som väljer att uttrycka sina talanger via ord, pensel, djupa tankar eller således via nya toner. Varifrån kom *Girl from red river shore*? Varför plockade han inte ned den från molnen förrän så sent som 2006? Han påstår ju sig inte skriva sina låtar, han bara «hämtar ner dem». Tycker synd om dem, som inte djupt i själen känner låtens långsamma men successiva stegring mot en händelse långt tillbaka, som tydligen aldrig ägt rum, utan bara varit en önskad dröm, som jag ser det. Möjligen har jag missuppfattat alltihop, men min tolkning räcker för mig. Nu förstår man att Dylansällskap jorden runt kan sitta nätterna igenom och aldrig nå konklusion om budskapet i en speciell låt.

Då min yngsta dotter gick i fjärde klass, kom hon en dag hemspringande från skolan och berättade entusiastiskt att musikläraren denna dag spelat en jättegrym låt, «Mr tambourine man» med Bob Dylan. Visste du att han gjort den? Ja, svarade jag litet försiktigt och uppfattade situationen trots allt mest som litet rar och mysig. Då hade jag, vad jag själv uppfattat som dagligen, för henne och övriga i familjen lovprisat Dylan i ord och musik, men det tycktes inte ha landat alls. Tydligen skall man inte vara för pedagogiskt påträngande gällande Dylans storhet, utan låta ens barn självmant göra upptäckten. Tyvärr har hon ännu inte tjugo år senare, upptäckt någon mer Dylanlåt, som hon kommit hemspringande om. Vissa saker får ta sin tid helt enkelt.

På min dörr till arbetsrummet på Sahlgrenska står *Any day now...*, som en förhoppning att stora saker ännu väntar mig endera dagen. Ett hopp som förhoppningsvis aldrig dör. *Any day now, I shall be released.*

Tömning av rum

För några veckor sedan skickade jag till de mina ett sms från mitt arbetsrum på Sahlgrenska, som jag haft sedan trettio år tillbaka. Varför detta då? Jo, rummet var nu helt torrlagt, öde, renskrapat, ja ingenting fanns kvar förutom hyllorna, skrivbordet och stolen. Resultatet av två veckors, som det kändes, dygnet-runt arbete, för att bereda plats till en ny forskare att starta upp sin karriär i. Cheferna hade slutligen insett, att rummet borde bebos av en forskare beredd att starta sin karriär uppför Himalayas brant. Jag erbjöds i samma andetag ett mindre rum alldeles bredvid, belamrat med överbliven tjock hormonlitteratur, som ingen längre rörde vid, för fortsatt 70plus-arbete; vilket jag tackade ödmjukast för.

Sms-svaren från de mina var samstämmiga i sina innehåll. «Oj, känner inte igen mig. Öken. Sista suckens dal. Visste inte att väggarna var vita. Tänk på alla tankar, djupa och ytliga, vi haft här, ibland långt in på natten. Var har du gjort av allt, öh, skräpet?»

Nästan allt gick direkt till destruktion. Jag blev bra kompis med sopgänget, som de själva kallar sig, som tog emot flera containrar av mina gamla böcker, artiklar, föreläsningar, datasammanställningar. En liten del sparades; rörde sig om forskningsmaterial yngre än 20 år, som skickades till central förvaring. De sista procenten av gamla foton, brev från patienter, avhandlingar med dedikationer samt exklusiva historiska böcker och förstås aktuellt forskningsmaterial fick vara kvar. Märkte under slängresans gång att motståndet för destruktion blev mindre och mindre. Insåg med viss sorg i hjärtat att ingen ville ha mina tomma men mycket fina pärmar eller tidskriftssamlare. Sånt hör till medeltiden, fick jag höra. Nu finns allt i våra datorer. Tiden kom småningom ikapp även mig.

Kändes tyvärr alldeles för ofta som om mitt arbetsrum var mitt riktiga hem, men ändå från vilket jag småningom blev specialist i hormonsjukdomar. Forskning om tillväxthormon ledde till disputation och några år senare docentur. Doktorspromoveringen i Konserthuset var något jag drömt om sedan mellandagarna julen-61, då jag för mig själv sittande hemma i köket beslöt att försöka doktorera, efter att ha inspirerats av Björnstrands disputation i filmen Kristine regerar.

Under mina 30 år i rummet stod inte tiden eller historien stilla utanför dörren. Mina kära föräldrar gick ur tiden, och ännu kändes hur orättvist tillvaron stundtals ter sig. Min far, som hela tiden stöttat min utbildning, och såg fram emot min disputation, insjuknade samma höst i en malign sjukdom och kämpade för sitt liv, samtidigt som jag kämpade med mitt försvar. Han kunde tyvärr inte närvara vid disputationsakten, men kände stolthet från sjuksängen och lämnade oss några veckor senare. Småningom växte barnen växte upp och flyttade ut, liksom min hustru. I världen utanför rummet revs Berlinmuren och kalla kriget gick i stå. Kommer ihåg exakt var i Sahlgrenskas korridorer jag fick kunskap om 9/11 och om Anna Linds tragiska slut. Diskoteksbranden 1998 dock såg jag på amerikansk TV, då jag istället var i New York för att springa marathon.

Absurt vemodig känsla att slänga ursprungsmaterial, som tog flera år att sammanställa, och som rimligen ej kan utnyttjas till nya forskningsidéer. Noterar patienternas persondata, och frapperas av att jag kommer ihåg deras ansikten och personligheter, och även deras tacksamhet över den hjälp de fick med den nya då revolutionerande hormonbehandlingen. Minnena slänges inte bort. Patienter återkommer helt plötsligt till synes levande i rummet, då gamla remisser, journaler och brev väckes till liv. Ångrar aldrig hormonspecialiteten; att kunna misstänka diagnos via noggrann kroppsundersökning och samtal med patienten, få den bekräftad via lab.analyser, och sedan nästan alltid kunna erbjuda effektiv terapi. Extra spännande att ta emot patienter som ville byta kön eller ha hjälp att bryta sitt hormonmissbruk, särskilt anabola, androgena steroider (AAS), eller lindras i sin förtvivlan över testosteronnivåer, som ej längre håller måttet. Även om jag nu tömt rummet, så lever diskussionerna med kollegor och studenter vidare i andra rum. Väggarna har mycket att berätta.

Min sista åtgärd, då jag slutligen tog sista steget ut över tröskeln, var att motvilligt ta ner min skylt på utsidan, *Any day now...*

Hundar istället för matte-husse

Har nog egentligen alltid gillat hundar; ungefär lika länge som jag aldrig gillat katter. Vi hade Ronja, en pigg cairnterrier, som älskade barn och bollar. Var totalt ouppfostrad, lydde nog inte ett enda skarpt kommando under sina femton levnadsår. Var hela tiden på rymmen, men alla i villakvarteret visste var hon hörde hemma, så hon blev alltid återbördad innan vi stängde för kvällen. Älskad av de flesta. Blev litet underliga situationer i början stundtals, då jag var ute och rastade henne. «Åh, vad grann och fin» fick man ofta höra av förbipasserande kvinnor. «Tack, äsch, jag försöker bara hålla mig i form, svarade jag blygt. Jaså, du menade hunden», tillade jag sen med illa spelad förvåning. Hundtricket funkade inte alls. Eller när någon ropade till sina barn. «Kom ungar och titta på den fina vovven». Jag som stod och höll i kopplet fanns liksom inte. «Hon heter Ronja, förklarade jag. Och jag heter Thord, förresten. Hon är fyra år, och jag snart 40», lade jag till tyst för mig själv. Jag började inse att hunden automatiskt blir centralpunkten, och förpassar husse-matte långt ute i periferin, långt bortom hundkopplets räckvidd, vid möten på stan.

Har nu själv tagit detta till mig, att det är hunden som gäller. «Hej Alice, kul att se dig. Helt ok att du hoppar upp. Sovit gott i kojan i natt? Har du läst Alice i Underlandet sen sist? Jag tycker som du, att Alice Cooper är ganska stökig.» Jag inser att jag får introducera nya Alice-anspelningar, hon tycks inte längre reagera på de gamla. Ett kort hej med förhoppningar om en skön fortsättning på dagen till matten, som börjat acceptera att spela birollen numera.

Kan namngivningen till jyckarna möjligen avslöja något om hundägarnas inre natur? Simba anspelar till Lejonkungar, som härskar över savannen för evigt, inte kung för en dag precis. Skall inge respekt, rejäla hundar, som kräver rejäla koppel. Man håller sig undan. Är väl meningen att namnet skall återspegla ägarens egna självbild, stor och stark, håll respektfullt avstånd. Eller kanske att hunden får spegla något, som ägaren inte själv lyckats uppnå; drömmar, som förblev drömmar. Blev inte mer än Lill-Simba, eller knappt det. Känner sig som Plutten, eller nåt. Varför Snobben? Behöver inte betyda Armanikostym; kommer förstås från Charles Schulz's skapelse; bör ju självklart vara en beagle. Heter hunden Rocky eller Rambo, bör man nog hålla visst avstånd till hussen. Frågade en matte vad den skygga hunden bakom soptunnan hette. Garbo, blev svaret. Passande namn, fick jag ur mig. Kändes som om hon fått den kommentaren förut. Man kan undra om Garbo fostrats till ett Garbo-beteende, eller om det satt i generna. Blev litet tveksam, då jag mötte en lättklädd dam med höga klackar och två små söta valpar. «De heter Riff och Raff», fick jag höra, tog ett steg tillbaka, kollade att ingen sett att jag tilltalat henne, och skyndade därifrån. Ibland är det ens egna fantasier, som leder in på fel spår.

Bestämmer hussen i huset namnet på hanhundarna och matten på tikarna? Så demokratiskt enkelt kan det ju inte vara ens i Sverige. Många hundar är ju redan namngivna, då man hämtar dem på kenneln, och tur är nog det för husfridens skull. Annars har ungarna i familjen massor med ideér och med sitt antal trolig utslagsröst. Ronja var ju under några år överlägset namnval, innan någon ny barnhjälte tog över. Vanligaste hundnamnen nu i Sverige är Molly, Bella, Charlie, Ludde, Doris, Sigge, Wilma och Bamse. Helt oskyldiga kan man tycka, väcker ingen speciell sensation. Litet underligt dock att Ludde och Bamse ännu hänger med. Ronja är ute, men återkommer säkert snart igen.

Till sist en episod med Ronja, som ännu förbryllar mig. Hände när hon var cirka 10 år. Klockan är åtta på kvällen, vi har just kommit hem från kvällspromenaden, med hennes gjorda behov, har fått sin kvällsmåltid och hon ligger i sin korg och myser, medan vi andra ser på TV. Då reser hon sig plötsligt och går fram till min stol och stirrar blint på mig. Försöker ta upp henne i famnen, men hon protesterar. Fortsätter stirra, med möjligen ett lätt gnyende. «Vad vill du Ronja? Vi har ju varit ute, du har fått mat och dryck, och korgen är ren och städad. Inga katter att jaga. Vill du se nya Lassie-filmen på TV? Har du träffat någon ny tik i området? Vill du byta namn?» Hon reagerade inte på något av förslagen, och gav efter tio minuter upp, och gick och lade sig för att sova för natten.

Småningom, efter flera års betänketid, och långt efter det hon lämnat oss, börjar jag ana hennes beteende den speciella kvällen; ett beteende som ligger i linje med ovanstående tankar. Hon hade ju hela hundlivet, liksom övriga familjemedlemmar, fått höra att Thord, enligt mina egna efterforskningar, är ett gammalt vikinganamn, med tre betydelser, dvs den vackre, djärve och kloke; och fått inpräntat att mina föräldrar härvidlag träffat helt rätt. Ronja hade väl äntligen den speciella kvällen kommit till insikt om detta, och önskade att jag slutligen för henne skulle visa bevis för åtminstone någon av egenskaperna, men insåg till slut att jag tyvärr inte kunde leva upp till vikinganamnet. Hon gav mig inga fler chanser, utan tillbringade resten av kvällarna lugnt i sin korg, och var så lycklig i sin övertygelse, att hussarna, jämfört med hundarna, bara snackar.

Ibland blir det helt fel-mormors gravsten

Min mormor Emmy hade verkligen koll på datum och födelsedagar på alla släktingar och övriga boende på ön. Hon hade (h)järnkoll på almanackans alla namnsdagar. Hon satt oftast hemma i köket med kikaren för ögonen, och kommenterade för sig själv, varför vissa öbor just denna dag åkte in till stan. «Det är klart, maken fyller ju 57 år imorgon.» Hände ibland att folk ringde och frågade henne, vilken dag de fyllde år. Släktträdet hade hon i huvudet, ända ut till den minsta kvist. Hon höll sig psykiskt alert, men rörde sig minimalt. Hon lämnade denna jord den 26 augusti 1988, drygt 94 år gammal. Veckan före sin bortgång berättade hon spontant i köket husets och släktens historia, vilket jag nedtecknade. Den mycket fina begravningen, på vilken alla ställde upp, ägde rum lördagen den 10 september. Efter en tid anlände gravstenen där inskriptionen visade födelsedatum 22 februari 1894 och dödsdatum 10 september 1988. Vi stod som förstenade. Man hade förväxlat dödsdatum och begravningsdatum. Man beklagade det hela, men inristat är inristat, hugget i sten, och går i princip inte att ändra. Mormor, som således inrättade hela sitt liv efter datum och årtal, fick således, som den enda jag känner, finna sig i att ha felaktigt dödsdatum på gravstenen. Vi tycker oss ha hört nerifrån graven vissa protester. Detta är nu drygt 30 år sedan, och många har glömt det hela, men inte jag. Felinristningen kommer att kvarstå för evigt, och då även vi som påtalat felet lämnar detta jordeliv, finns ingen kvar att berätta om det hela. Förlåt mormor. När du lämnat oss, finns ingen respekt kvar för rätta datum.

Jag kommer så väl ihåg, när jag skulle iträda bakjours-
rollen för första gången. Som bakjour har du det över-
gripande ansvaret, och kan bli väckt i princip när som
helst för att lösa svårartade medicinska problem, inte
sällan kampen mellan liv och död. Innan du debuterar
som bakjour, har du förstås varit primärjour ett antal
år, och tagit fighten direkt på akuten, men således vid
tveksamheter kunnat konsultera den mer erfarna bak-
jouren. Jag hade sett på jourschemat att primärjouren
vid min bakjoursdebut var en mycket erfaren doktor,
som dessutom satt en ära i att aldrig störa bakjouren. Då
jag således mötte den tilltänkte erfarne primärjouren på
mottagningen, sa jag, då ses vi på akuten i eftermiddag,
innan jag går hem. Nej, Thord, jag har bytt med dr X, som
därmed skall göra sin första primärjour. Då jag mycket
väl kände dr X, som var helt ny på kliniken utbrast jag
helt spontant och galet; Nej, inte hon, vem som helst,
men inte hon. Kom direkt från hjärtat, men naturligtvis
helt oproffsigt och bortom alla vedertagna regler för
solidaritet. Alldeles bakom mig hörde jag då: Jag förstår
din spontana besvikelse, dr Rosén. Men jag skall göra
så gott jag kan. Allting avstannade. Först mitt hjärta;
hjärnan hade ju lagt av för flera minuter sedan. Ingen
chans att skämta sig ur det hela, eller påstå att jag för-
växlat henne med någon annan. Bara akut enkelbiljett
till Timbuktu eller något ännu mer avlägset återstod
för mig. Min familj skulle säkert förstå mitt avsked. Dr
X accepterade dock oförbehållsamt min ursäkt, och vi
blev fortsatta vänner och goda kollegor. Till saken hör
att hon skötte sin primärjour exemplariskt, och särskilt
ett fall med extremt störd saltbalans, för vilken jag gav
henne mycket beröm vid påföljande morgonmöte med
övriga kollegor. Men visst blev det fel, oförlåtligt fel.

Josef Stalins öden och äventyr känner vi ju alla till. Utrensningarna i slutet på 1930-talet kan säkert spåras i en paranoid personlighetsbild, där han såg fiender i allt och alla; inte ens de absolut närmaste kunde känna sig säkra. I parti- och regeringstoppen hade nog de flesta en förhoppning, att åtminstone en naturlig död tämligen snart skulle avsluta hans terrorvälde, inte ens Stalin med sin makt kunde ju vara immun mot hjärtinfarkt eller stroke. Så plötsligt i början på 1950-talet i samband med ett regeringssammanträde, så faller Stalin plötsligt ihop, blir till synes okontaktbar och livlös. En minister springer fram, hittar ingen puls och utbrister: Hurra. Terroristen är äntligen död. Ryssland är befriat. Bästa dagen i mitt liv. Låt världen snarast få dela vår glädje. Då öppnade plötsligt Stalin vänster öga, och sedan höger, och började titta sig omkring. Den glada ministern stelnade till med snabb likblekhet, försökte med: Skojade bara litet, Josef! Nu ser du ju mycket piggare ut igen. Stalin fattade inte skämtet. Man kan väl sammanfatta det hela med, att det blev litet fel för ministern, mycket fel om man skall vara ärlig. När väl Stalin dog på riktigt den 5 mars 1953, lät man honom ligga i tre dagar, innan man vågade informera övriga världen. Vissa oförlåtliga fel bör inte upprepas.

Första studenten på Räntmästaregatan

Det måste ha varit april 1953 eller 1954. Jag är 3-4 år gammal och står med mina föräldrar och troligen även mina något äldre syskon på balkongen på trevåningshuset av sten på Räntmästaregatan, högt upp i Lunden, Göteborg. Vi står och tittar ned på baksidan av huset, där lekplats och gräsmatta finns, och ser, förmodligen tillsammans med många övriga familjer, hur en ung grabb med vit studentmössa bärs sjungande och hurrande av sina närmaste. Han har också någon slags flaska i handen. «Sjungom, (inte Sjung om) studentens lyckliga dar» måste förstås ha framförts. Jag hade aldrig sett något liknande tidigare. «Han har tagit studenten», förklarade mina föräldrar. «Då är man så glad». Vem det var har jag ingen aning om. Han var nog husets hjälte ett par dagar; var ju inte så vanligt med studentexamen bland vanligt folk på Räntmästaregatan på den tiden, där då ett kvarter längre bort Thomas von Brömsen förresten bodde. Bilden har etsat sig fast hos mig. Så blir det, då man tar studenten, tydligen.

Cirka femton år senare var det min tur. Min årskull, 1968, var den sista som sprang ut, efter att först ha grillats i muntan av censorer och ämneslärare. Mina ämnen var fransk historia 1815-1871, beskrivning av co-sinus-funktion i matematik samt dr Samuel Johnsson, «When a man gets tired of London, he is tired of life» i engelska. Allt gick bra, och jag gick med övriga kamrater ut lugnt och stilla i min inhyrda smoking till stolta släktingar på skolgården. Sedan färd på flak med inhyrd lastbil hem till Hisingen; varje student hade sitt eget flak, ej hela klassen på ett gemensamt flak runt hela stan. Avslutade med ett fint firande hemma på Hisingen.

Detta hände således i maj 1968, då just studentrevolter i bl.a. Paris och var förstahandsnyheter. Jag minns att jag dagarna efter min examen satt i solskenet i vår trädgård, och läste i GT (Göteborgstidningen) hur en av de ledande studenterna i Berlin, Rudi Dutschke, i samband med en av striderna på barrikaderna blivit skjuten och fått kulor in i hjärnan. Han överlevde efter en komplicerad operation varvid kulorna avlägsnades, men han blev aldrig riktigt sig själv igen, utvecklade en svår epilepsi bl.a. Våra livsöden skulle dock korsas. På just min 30-årsdag utvecklar han ett svårt grand mal-anfall hemma i badkaret, och kan inte räddas; troligen drunknar han. Synnerligen tragiskt. 2012 firar vi jul i Berlin, då båda mina döttrar bodde där för studier. Jag fann då att Rudi Dutschke fått en gata uppkallad efter sig, ganska nära West Point Charlie, och berättade då för alla i samband med en kaféfika alldeles i närheten om hans öde och kopplingen till min 30-årsdag. Världen blev plötsligt påtagligt mindre, och hans öde berörde oss alla. Döttrarna erkände, att de förstås känt igen Rudi Dutscke Strasse, då de närmast dagligen passerat den, men att gatan nu fått en helt ny dimension. Alldeles bredvid låg även Hannah Arendt Strasse, men hennes öde besparade jag döttrarna då.

Det tredje studentödet är litterärt, men är även detta inplanterat i mina minnesvindlingar. Den gamla mogenhetsexamen var ju inte säkert erövrad förrän alla studentskrivningar var avklarade, samt att man blivit godkänd av censorer och lärare under den muntliga examen, som avslutade ens hela skolgång. «Ibland måste det vara tufft», sa vår klassföreståndare inför avslutningen. För alla har denna positiva utgång inte varit självklar , då det dragit ihop sig. Tyvärr har vissa elever fått smyga ut bakvägen, till sin egen och anhörigas förtvivlan. Har säkert påverkat deras fortsatta livsöden framgent. I Hjalmar Bergmans drama Markurells i Wadköping, kämpar värdshusvärden Markurell mot häradshövding de Lorche och rektor Blidberg med inte alltid justa medel, för att sonen Johan skall få sätta på sig studentmössan, och slippa springa ut bakvägen. Skolgården är fylld med anhöriga till eleverna, och plötsligt öppnas ett fönster, och rektorn viftar med en stor vit näsduk, tecknet på att alla klarat sig, således även Johan. Spontant jubel utbryter, i vilket Markurell deltager, även om han just denna dag fått vetskap om, att sonen troligen inte är hans. Delade känslor kallas detta. Näsduksviftandet är numera helt avskaffat, men scenen väcker ständigt varma känslor hos mig.

Fin sjal

Jag sitter på bussen in mot stan, och snett emot mig sätter sig en kvinna i litet dryga 50-årsåldern. Jag känner henne inte, men hejar litet försiktigt, och får ett artigt hej tillbaka. Märker dock att hon verkar något stressig, då hon direkt tar upp och börjar fingra på sin mobil. Noterar då, att hon har mycket fin vit sjal med stora lila blomsterlika mönster runt halsen. «Fin sjal», säger jag uppriktigt uppmuntrande. «Länge sedan jag såg något liknande. Har du köpt den här i stan?» Hon tittar upp med oroliga ögon, och tackar uppriktigt. Mitt språköra placerar henne bortom Balkan. Nej, köpt långt ifrån här, utan i Kiev, Ukraina, förklarar hon, och lägger mobilen, som det synes, motvilligt åt sidan. Berättar sedan att sjalen är en present från hennes syster. I nästa mening gör den då aktuella världshistorien nedslag i bussen med full hänsynslös brutalitet. Kriget mellan Ryssland och Ukraina har just dessa dagar eskalerat till synes utan kontroll, och kvinnan snett emot mig, har sedan utbrottet, där Ukraina känns som lillebror, haft dagliga kontakter via mobilen med systern, men sista dagarna är systern okontaktbar. Övriga släktingar är även dessa bortom all nåbarhet. Kvinnan med sjalen börjar bli desperat i sin förtvivlan. Åker nu in till stan för ett möte med ett par vänner med syfte att tillsammans hitta fram till besked. Jag själv på väg till ett eget möte, något sen, går av bussen ett par hållplatser före henne. Hinner dock framföra min oro över hennes situation och önska henne lycka till, med en försäkran att hennes systers tystnad säkerligen har tekniska, datormässiga orsaker. Hon tackar, och jag noterar rödgråtna ögon.

Väl utanför bussen noterar jag, att jag aldrig hunnit fråga efter hennes eller systerns namn. Har tyvärr inte heller träffat henne därefter. För mig blir hon kvinnan med den fina sjalen, med en syster i Kiev, som bekräftar att alla våra medmänniskor vi möter, på bussar eller på gator och torg, har en berättelse, rolig eller tragisk, att bli avslöjad för världen; i hennes fall via en stillsam uppriktig berömmande beundran över en vit sjal runt halsen. Rimligen fann hon det helt naturligt att välja denna sjal denna morgon, för att hylla sin syster i jakten på dennes ovissa öde.

Kvinnan med sjalen har verkligen öppnat mina ögon och fantasiblick, när jag går nerför Avenyn. Jag spekulerar för mig själv människoöden som passerar mig i hattar, mössor, kepsar, jackor, byxor, kjolar, skor och väskor. Jag låter dem förstås vandra förbi utan kommentarer eller frågor från min sida. Min visst har jag knutit kontakter med människor, som vågat sätta sig mittemot mig på främst bussen in och ut från stan. Kontakterna har inte bara initierats av klädesplagg, utan av böcker man försöker läsa, vädergudarnas humör, var man bor bland öarna i skärgården, eller av minspel, som svårt kan dölja uppenbar glädje eller sorg. Mina så skapade vänner blir främst bussvänner, dvs vi brukar inte träffas utanför bussen eller direkt fira jul ihop, men bussresan känns kortare och mer innehållsrik, och bevisar ånyo att världen fortfarande är väldigt liten, då vi tämligen snabbt noterar alla människor, som vi gemensamt känner. Men visst, det är inte självklart för alla, att en vanlig onsdagsmorgon spontant diskutera ens bokval eller gamla mössa med en främling på bussen, som tycks ha tråkigt vid sin fönsterplats. Det respekterar jag; alla ens hemligheter måste inte exponeras. Integritet kallas

sådant, har jag lärt mig , och det måste vara något av
det sista vi fria människor vill förlora, även om vi bär
en fantastiskt fin sjal runt halsen.

Nu är en gräns passerad

Tänk på alla dramer inom litteraturen, teatern eller filmkonsten, som bygger på att förtryckta enskilda människor, samhällen eller nationer plötsligt kommer till insikt om sin nedtryckta situation, gränsen är passerad, man reser sig mot överheten, med oftast för läsaren och publiken en subjektiv välgångskänsla, då upproret i finalen utmynnar i total förändring av situationen. Jag skall beskriva några självupplevda händelser, då jag vid tillfället verkligen kände, att nu håller jag på, eller redan har passerat en gräns. Har inget alls med uppror i litteratur eller på scen att göra, utan vad som händer i kroppen.

Vi tar oss tillbaka till början på 1980-talet, då jag drygt 30 år ung som läkare gjorde repövning tillsammans med en pluton med jägarsoldater. Vi var placerade i norra Skåne, och hade en del tuffa övningar på dagen, med bl.a test av löpförmågan runt en idrottsplats, med en andningsmask på, med uppföljande test av andningsförmågan i ett tält med ett brinnande låga i mitten, ännu med masken på förstås. Obehagligt, men alla klarade det hela, således även jag. Kommer dock ihåg att under testet inne i tältet upplevde tydligen en av de tuffa jägarsoldaterna obehag, för han tog tag krampaktigt i min ena hand, och vägrade släppa, förrän vi var ute igen iden friska luften. Då vi alla var likadant klädda inkluderande masken, kunde jag omöjligt identifiera honom, och han gav sig själv förstås ej till känna. En jägarsoldat förväntas ju inte uppvisa några svagheter. Under repövningens sista kväll hade vi ordnat en enkel tillställning för plutonen med mat, dryck och musik i en trivsam lokal på orten. Stämningen var uppsluppen, för vi visste att påföljande dag, startade resan hem till det civila livet. En av jägarsoldaterna, som jag, och troligen en del andra, under veckan uppfattat som litet tillbakadragen och tråkig, började då spontant att dra historier. Litet trevande i början, men påhejad av publiken och med stigande ölnivåer i lokalen, fick han hela jägarskaran med sig, så till slut låg vi som det heter, unisont dubbla av skratt, med en frenesi, som bara steg och steg. Då historierna, som var utstuderade att följa en viss tågordning, slutligen nådde klimax, noterade jag att min skrattkavalkad hade övergått i en strid ström av tårar nedför kinderna, inte orsakad av någon plötsligt påkommen sorg, utan som jag då kände: nu har jag passerat en gräns, skratt förvandlas till tårar. Jag blev först förvånad, och sedan litet ängslig, jag hade ju åtminstone hört berättas om människor, sant eller inte, som påstods ha skrattat ihjäl sig, men förstod att det hela måste vara någon form av fysiologisk process i kroppen, som markerade just skrattgränsen. Noterade, med viss lättnad tror jag, att jag inte var ensam om denna gränspassage, många torkade bort tårarna från ögonen, utan att skämmas. Spontant lade sig därefter ett lugn över hela tillställningen, övriga på talarlistan för skämt strök sig, utan att någon protesterade. Toppen var ju nådd, skrattgränsen passerad med råge, allting efteråt skulle bara vara vägen utför mot nadir. Klart lättade till sinnet bröt vi upp, åkte hem till förläggningen, för återfärd till den bistra vardagsverkligheten hemmavid påföljande dag.

Något år senare passerade jag nästa gräns, där eftertankens klokhet förklarat att jag klarade mig undan på ett sätt, som inte var självklar då det begav sig. Jag har alltid varit idrottsintresserad, både som åskådare och självaktiv i fotboll, (kallades Lill-Zlatan på 1960-talet), tennis och särskilt långdistanslöpning. När jag bodde i Skövde under dryga 10 år från mitten 1970-talet blev vi småningom ett gäng på fem-tio stycken, som samlades åtminstone någon gång under veckan och körde ett tufft millopp på Billingen. Vi hade t.o.m. inkallat en tränare från Borås, som gjorde personliga bedömningar av oss alla. Jag ansågs ha ett hyggligt löpsteg, vara tillräckligt envis, men uppfattades, trots mina synliga revben, och kroppslängd 188 cm, alldeles för tjock. Reducera vikten från aktuella 68 kg till 62 kg, så kan vi snacka sedan, fick jag höra. Struntade förstås i detta, firade mitt be-slut med en bakelse, och ökade i stället träningen på egen hand ytterligare några nivåer med intervallpass och tempolopp på cirka halvmilen på gångbanor runt bostaden. En fin kväll i slutet på maj beslöt jag mig för att försöka slå mitt personbästa. Förutsättningarna vädermässigt var optimala, så jag körde på i bra tempo, som efter 10 minuters löpning visade rekord på gång enligt mellantiden. Jag hade då lärt mig att förtränga tröttheten i benen och andfåddheten, bara att köra på. Försök komma in i andra andningens flow och stanna kvar där, så länge du kan, var tanken. När du känner att, «nu dör jag», så har du 30-40% av kapaciteten kvar, hade någon lärt mig, kanske Boråstränaren. Så under någon minut eller två upplevde jag att jag lyfte, jag såg mig själv tio meter upp i luften i en ljustunnel, och tittade ner på mig själv kämpande på asfalten. En bisarr, men inte obehaglig känsla, jag har lärt mig flyga, tills jag insåg att detta är inte riktigt. Flygkänslan avtog successivt, så att jag närmade mig asfalten utan att störta, och fortsatte sedan på säkra marken fram till slutmålet. Noterade personbästa på sträckan med en halvminut, mådde helt ok vid målgången. Naturligtvis att jag började undra vad som hänt. Helt klart hade jag passerat någon slags gräns, inte drömmilsgränsen kanske, men noterade vid efterforskning att vissa, som återupplivats hade upplevt att man vid slutgränsen sett sig själv i en motsvarande ljustunnel litet grann från ovan, för vissa inte alls obehagligt. Fysiologiskt ligger förklaringen i en begynnande syrgasbrist, som påverkar vissa hjärnstrukturer, såsom occipitalloben, där syncentrum sitter. Hm. Har tagit det litet lugnare i löparspåret därefter. Känner att det räcker att ha passerat denna gräns en gång.

Nu är det augusti-18, och jag ligger på akuten Sahlgrenska, helt opåverkad, men ser personalens bekymrade miner, då de tittar på min hjärtrytm på övervakningsskärmen, och sedan ber dem kalla på hjärtjouren. Jag fattar inget, jag ville ju bara kolla upp att min aktuella hjärtrytm, nu nere på cirka 30/minut, beror på s.k. sinusbradykardi, dvs den låga hjärtfrekvens, som extremt vältränade elitidrottare såsom Björn Borg och Gunde Swahn har, nu även belönats mig, efter sista årens tämligen hårda träning i löparspåret och på gymmet. Mådde således helt väl, både i vila och vid ansträngning. Jag började dock fundera om en vilopuls på 30, kanske gick ner till 25 nattetid, kanske trots allt var i lägsta laget. Gick därför in på akuten, för att få det hela bekräftat med ett enkelt EKG, personalen som jag träffat de sista 20-30 åren tyckte det lät som en dålig historia, då jag beskrev det hela. Berättade att jag sedan något år tillbaka dagligen registrerat blodtryck och puls via en inköpt blodtrycksmanschett. Vid en rutinkontoll på närmaste VC noterades nämligen ett blodtryck 170/110.

Jag fattade ingenting, det är fel på er blodtrycksutrustning påpekade jag. Visst har vi högt blodtryck i släkten, men min löpning måste ju hålla blodtrycket i schack. Jag utrustades med en lindrig medicin, som ej skulle störa löpningen och köpte således blodtrycksmanschetten. Även med denna manschett var blodtrycket förhöjt i nivå med det uppmätt på VC, dock skedde direkt en successiv förbättring och inom 2-3 veckor var det helt normalt. Jag hade en förhoppning att normaliseringen av det förhöjda blodtrycket, som rimligen förelegat en längre tid, per automatik skulle förbättra mina löptider, men jag märkte inte något sådant. Dock noterades att hjärtfrekvensen, som från början låg runt 55/minut, nu successivt gick neråt, först under 50, sedan cirka 45 och därefter stabilt runt 40. Berättade detta för kollegor på sjukhuset, inkluderande hjärtläkare, särskilt då frekvensen på mornarna nu konstant lagt sig på cirka 35. Jag mådde helt bra, kände ingen yrsel, och löpningen gick som tåget. Började således säga att jag nu kommit i klass med Gunde Swahn och Björn Borg gällande låga pulsen, och tyckte mig märka viss beundran i min omgivning, inkluderande kollegor. Då jag dock två dagar i rad noterade att pulsen låg på 30, började jag undra hur låg den var under sömnen nattetid, kanske ned mot 25 eller nåt. Fanns det risk att hjärtat skulle sluta slå helt, behövde jag kanske check-up, eller pace-maker, trots allt? Mådde dock ju helt väl, körde intervallpass utan bekymmer, förutom att jag vid några tillfällen vid extrem ansträngning kände viss andfåddhet, som gjorde att jag lätt drog ner på tempot, med spontan förbättring. Åter till akuten, där den tillkallade hjärtjouren berättade att jag inte hade någon sinusbradykardi, utan istället ett varierad 2:3 varierad förmaksfladder, dvs enbart vartannat eller var tredje slag överleddes, dvs min riktiga hjärtfrekvens var 60-90 per minut. Pinsamt var bara förnamnet. Fick direkt utskrivet blodförtunnande medel för att förhindra proppbildning, med uppföljande elkonventering och ablatio, där de banor, som utlöst arytmien skickligt brändes bort. Allt uppkommet av förstorade förmak, i sin tur utlöst av mitt fleråriga löpande. Just denna träningsform kan således ha sina baksidor. Visade sig sedan, att ett flertal av mina kompisar, inkluderande kollegor genomgått samma sak, också dessa sprungit mycket. Jag mår nu väl, stadig hjärtfrekvens på 55 och hoppas att den förblir så. Litet synd att det inte stämde, att jag passerat gränsen till de extremt vältränades skara, och ändå ytterligt underligt att jag var helt opåverkad av min 30-frekvens, något jag själv eller hjärtläkarna ännu inte kunnat förklara. Tips till alla, som märker att pulsen går ner mot 30-35, spela inte vältränad hjälte, som tror sig passerat gränsen till de supertränade, utan kolla upp ditt EKG.

Kassörernas fasa

Det hela började i liten skala, såsom att jag kommenterade, att jag på skärmen vid vanligt kortköp, i en vanlig butik noterade att jag bara fick godkänt för köpet. Jag ville ju få MVG. Litet fniss från andra sidan disken, särskilt i Göteborg med omnejd. Vid ett fik frågade jag, om påtår ingick i priset. Självklart, blev oftast svaret. Fint, då tar jag bara påtår, kontrade jag. Huvudskakning och suck från andra sidan.

Det hela trappades upp, och vid en stor ICA-butik i Frölunda, blev det en gång riktigt dramatiskt. Jag var, tillsammans med tusentals andra, en stadig kund där. Helt naturligt, då jag dels bodde i närheten, och för att allting fanns där. Noterade ett sådant urval på mina ordinära basvaror, att jag ibland gick därifrån nästan med tom kundkorg, då jag inte kunde bestämma, vilken av de femtiotal olika bröd- eller yoghurtsorterna jag ville ha. Lyckligtvis blev jag litet halvkompis med flera i personalen, som noterade min beslutsvånda, och tillsammans röjde vi runt i min kundvagn, så att alla blev nöjda. Som övriga kunder, lade jag tidigt märke till en medelålders man i chefsposition, som med en oftast stirrig blick och påtagligt stressinslag, tycktes vara överallt i varuhuset. Hans uppgift tycktes vara att se till att alla i personalen skötte sina åligganden, som de förväntades. Hade aldrig sett honom le, och absolut ej skratta. Sedan en torsdagskväll i september noterar jag, som cirka nummer tio i kön till kassa 4, att just denna man, denna kväll satt i kassan. Oj, var min spontana reaktion. Hur skall detta sluta? Såg dock att min kö tycktes flyta fram utan bekymmer, och helt plötsligt var det min tur. Han gav mig någon sorts igenkännande blick, åtminstone tolkade jag det så. Lassade upp mina varor, och han slog in dem utan besvär. Slutade på 650 kr. Skall vi ta det på beloppet frågade han, som alla andra i kassan. Jag hade nämligen ett ICA-kort, som gav en minimal ränta på det belopp, som höjdes till närmaste 100-tal, dvs således 700. Nej, svarade jag, dra av 100 kronor. Han blev alldeles stel, fick ett obeskrivligt uttryck i ansiktet, som jag inte kunde tolka, och började sedan att skratta, helt hysteriskt. Kändes som om det vara hans första skratt på ett decennium, och att han inte förstod, hur han skulle sluta. Kommer inte ihåg, om jag fick något kvitto, eller om jag ens betalade. Samlade dock ihop mina varor, och drog mig mot utgången. Märkte oron i kön bakom mig, samt i de övriga kassorna. Hörde sedan ett utrop i högtalaren: Personal till kassa 4. Vi behöver hjälp snabbt. Precis då jag går genom ytterdörren, hör jag nästa utrop: Viktigt meddelande till alla. Finns det någon läkare eller psykolog i lokalen? Tacksam då snarast till kassa 4. Jag vet inte hur det slutade. Jag smet således fegt iväg. Dröjde länge innan jag återvände till ICA-butiken. Då var han inte där, och ej heller vid något mer tillfälle. Han kanske fortsatte att arbeta i lagret, långt från krävande kunder.

Jag testade det hela en gång till under sommaren påföljande år, då jag noterade att en ung sommarvikarierande flicka satt i kassan. Jag svarade återigen, dra av 100 kronor, på frågan om hon skulle slå beloppet 450 kr. Litet förbryllad vände hon sig om till en stödjande äldre manlig kassör, och frågade vilken knapp man skulle trycka på då. Stopp och belägg. Jaså, du har kommit tillbaka igen. Vi lägger på 200 kronor, sa han, med ett, vad åtminstone jag uppfattade som litet leende. Jag var tydligen känd på Most Wanted-listan.

Nu avslutningsvis är vi på Hemköp i Örebro , en tisdagskväll i november 2016. Jag arbetade då extra på en specialmottagning på Regionsjukhuset varje onsdag, och kom då upp med tåget på tisdagskvällen, och hann precis komma in till Hemköp, innan de stängde klockan 21. Behövde energi, för direkt efter inskrivningen på övernattningen, bytte jag om till löparkläder, och tog ett tempopass vid sjukhuset. Jag var sista kunden, klockan var 20.56 och jag lade upp mina få varor på bandet. Kassören var en tystlåten man, ingen stå-uppkomiker vad jag kunde se. Priset på varorna 60 kronor. Skall vi ta beloppet, frågade han pliktskyldigast. Nej, dra av 50 spänn, sa jag närmast per automatik. Noll reaktion från kassamannen. Ingen protest, ingen förvåning, och absolut inget skratt. Han kanske inte hörde, tänkte jag, men orkade inte upprepa det hela. Betalade 60 kronor, stoppade ner varorna i plastkassen, och lämnade snabbt Hemköpet. Varuhusvakten låste dörren efter mig. Jag berättade det hela för mina barn, då jag träffade dem veckan därpå. Fattar du inget farsan? Han har säkert suttit hela dagen i kassan, kanske med huvudvärk efter påtvingad konversation med alla kunder. Han ser på klockan att inom fem minuter är jag fri, och kan ta mig hem till den befriande soffan, och hämta energi till en lika inspirerande kassa-onsdag. Skall bara först klara av denna, sena, spralliga göteborgare. Och förresten vi örebroare skrattar inte i onödan, gnällbältare som vi är. Jag insåg att man skall välja sina lustigheter med omsorg, absolut inte välja en sen onsdagskväll, just före stängning i Örebro.

Forsen kl 23.30

Ända sedan mellanstadieåldern har jag längtat mig bort, till platser, där gräset just då kändes grönare. «Undrar hur det ser ut vid Röde Hall just nu, eller på skolgårdsmuren», båda på Rörö, var tankar som plötsligt kom över mig. Alltid till platser, som jag väl känner till, och som ligger mig varmt om hjärtat. Förstås inget konstigt med detta, gissar att vi alla längtar oss bort till andra platser och tider, vissa dock mer än andra. Jag hör nog till dessa vissa, dock kanske inte visa. Min utflugna hustru klagade alltid över att jag levde långt bort och tio-tjugo år tillbaka i historien, medan hon funderade på middagsmaten för dagen. Jag kommer ännu ihåg den känsla jag kände, då jag satt i klassrummet i klass fem, och tittade åt vänster ut genom fönstren. Noterade då flervåningshusen i södra Biskopsgården, och tänkte att västerut bortom dessa hus, ligger Rörö, där mina morföräldrar och övriga släktingar bodde. Undrar vad de gör nu? Är de ute vid havet på västsidan, eller sitter de helt enkelt i köket och äter sill och potatis? Undrar vad mina kusiner har till läxa till imorgon? Känslan bort västerut kom mer spontant, om himlen var blå över husen, och molnen lätta och flyktiga. Vad jag kommer ihåg, så ertappade mig fröken inte någon gång, med att jag satt och drömde, och bad om koncentration, men det var nog nära flera gånger.

Drömkänslan kom förstås lättare, då inget annat interagerade, såsom vid läxläsning, på spårvagnen eller då det var dags att somna in för natten. Kan ännu återkalla känslan kvällen före studentskrivningen i fysik i januari 1968, då jag ville vakna utvilad och fräsch påföljande morgon. Förflyttade mig då i tanken till en specifik plats på Röröskolans meterhöga mur, nära den södra ingången. Klart det var mörkt och kyligt där, utan någon ute, som såg mig. Hade ju givit frågor, svåra att besvara. Gav mig dock tillräckligt sinnesro för en skön insomning till en ostörd drömlös natt. Vaknade pigg och stridslysten påföljande morgon, till en skrivning, som gick utmärkt. Går numera förbi denna murplats ett par gånger dagligen, och av och till återvänder minnesbilden till mig, helt oförstörd snart sextio år senare. Har inte kollat upp med mina vänner eller släktingar, men ingen har åtminstone spontant avslöjat någon liknande historia gällande muren. Att minnesbilden kvarstår, och ännu i ett ljust skimmer, hör rimligen ihop med fysikskrivningens positiva utfall, annars hade jag nog tittat åt annat håll vid passager, eller ritat något fult graffiti, eller kanske övertalat någon grävmaskinist att riva åtminstone den specifika murplats, jag satt på. Då 1968, stod ännu Berlinmuren trygg och säker. Kanske någons störda nattsömn ledde fram till rivningen 1989, men det är nog långsökt, låter som en dålig dröm.

Drömkänslan har inte lämnat mig, men har skiftat karaktär. Jag har ingen gammal studentskrivning som väntar, eller någon fiende, vad jag vet, som vill hämnas någon gammal oförrätt. Åker förvisso på en del viktiga möten och håller föreläsningar, men inget som stör min nattsömn. Numera längtar jag bort till situationer, som ej är primärt positiva. Vill närmast aktivt bryta min lugna och behagliga tillvaro, och i tanken åtminstone, förflytta mig till en specifik plats, som jag passerat hundratals gånger på väg mot en sportstuga. Gäller forsen över Häggån i Kinnarumma, min faders föräldrahem, beläget mellan Borås och Varberg. Tillbringade med föräldrar och syskon, och farmor så länge hon levde, fantastiska somrar där som liten, med höbärgning, pilbågsskjutning, fotboll, bärplockning och förstås badande med mot-och medströmsströmning i Häggån. Som vuxen passerade jag Häggån gående eller joggande mot antingen en sportstuga eller via en brant backe upp mot Frisjön, någon halvmil bort. Under min barndoms somrar blev allt becksvart på kvällarna, eftersom ingen utomhusbelysning var installerad. Vi höll oss naturligt inomhus kvällstid utan tillsägelse från föräldrarna; inte ens en tanke att gå upp i skogen, eller ner till forsen. Nu dock vill jag tydligen återerövra allt jag missade som mörkrädd liten. Jag kan nu för mig själv, eller till syskon eller övriga som känner platsen, plötsligt säga, gärna en sen, mörk och regnig kväll: «Undrar hur det ser ut vid forsen i Kinnarumma just nu». Jag brukar vara ensam om sådana undringar just då, ingen som åtminstone vill följa med och kolla, vilket jag nu accepterat. Kan dock se mig själv gå backen ner mot forsen i ösregnet, inga övriga ute, varken gångare eller bilister. Ser mig sedan själv stå på norra sidan av bron och titta ned i det brusande vattnet. Absolut ingen önskan att hoppa i, eller framkalla oro hos en eventuell förbipasserare, utan bara stå i säkerhet och ha vuxenkontroll på läget. Har ingen känsla för hur länge jag skulle vilja stå där. Kylan och regnet och mörkret, och tanken på tidtabell för returbussen, skulle förstås sätta gränser, men då jag står där i drömmen i tryggheten hemmavid, känner jag inga tidsmässiga begränsningar. Förstår inte själv hur denna drömresa skapats, men har kommit för att stanna, som det känns. Härstammar troligen från en önskan att utmana och segra över barndomens mörka värld utan belysning, då en promenad dit inte fanns på kartan. Att verkligen göra resan och få upplevelsen på plats, finns någonstans på listan över 100 saker jag vill göra innan jag lämnar denna jordtillvaro, men de övriga 99 känns kanske mer prioriterade. Kan det vara att jag upplever att jag klarat av den positiva delen av livshändelserna, och nu vill pröva av det, som känns avlägset, svart men i sig inte förbjudet. Får kolla upp med min ena dotter, som läser till psykolog. Hm.

Första boken

Just sett säsongsfinalen på Babel 2020. Diskussion om årets böcker, och bl.a. barnboken Hemliga Humlans Historia, av Kristina Sigunsdotter och Ester Eriksson, nominerad till Augustpriset. Handlar om en 11-årig flicka, som efter återkomst till skolan efter 2-veckors vattenkoppor noterar att bästa kompisen övergett henne. Många i studion kände igen sig, diskussionen tog fart om hur man mådde vid den åldern, och vad man läste. Grävde i mitt förflutnas minnesbibliotek och återfann ganska snabbt den bok, som rimligen var den första bok jag själv läste ut. Lärde mig läsa i skolan, kunde inget före, liksom de flesta av mina klasskamrater i den lilla skolan på Jättestensgatan på Hisingen; skolan småningom omgjord till radioaffär. Anna-Lisa Ross var klassföreståndare, ganska sträng men duktig pedagog, alla var väl litet rädda för henne. Ser henne ännu sitta bakom orgeln till vänster vid fönstret mot gatan, och spela till dagens morgonbön, bredvid henne på väggen hängde månadstavlan, dvs Kerstins Malmbergs fina tecknade illustrationer av respektive månad. På den tiden var det rikligt med snö i Sverige i januari och februari, ingen som använde hjälm, sol i maj, äppelskörd i september och regnrusk i november. Apriltavlan med en flicka i förgrunden med påskris är ännu min favorit. Har själv skaffat månadstavlan med alla bilder hemma i arbetsrummet, missar aldrig att byta vid respektive månadsskifte. Kände igen alla bilder, förutom juli-bilden med höskörd, hade ju alltid sommarlov då.

Tankarna flyter ohämmat iväg, men på hösten i klass två, var vi alla i klassen mogna att låna varsin bok, att studera läsa hemma i lugn och ro. Valde *Stina och Lars på vandring,* varför vet jag inte alls. Författaren nu okänd för mig. Tror ingen rekommenderade den, förutom fröken som nog tyckte att den skulle passa mig. Jag vet att mina föräldrar vid något slags föräldramöte fick höra, att «Thord har något i sig som ligger och ruvar, men nog snart kommer att slå ut». Uppfattar det i efterhand som något spännande och positivt. Boken skildrar ett syskonpar, således Stina och Lars, troligen i 10-årsåldern, som skulle hälsa på sin mormor. Vad jag kommer ihåg sattes de på ett tåg, fick information vid vilken station de skulle av, för att där mötas av sin mormor. Något gick dock helt fel, antingen gick de av vid fel station, eller så fanns där ingen mormor, som mötte upp. I alla händelser står de helt övergivna på en tågperrong, utan någon att fråga, eller så vågade de inte. Således ett halvt sekel före första mobilen. De är helt förtvivlade, särskilt den något yngre Stina, som fattar Lars hand och försöker hålla tillbaka gråten. Lars spelar sin tröstande sin storebrodersroll. «Vi löser detta, jag lovar hitta vägen till mormor». Jag undrar om han själv trodde på detta. Jag själv som läsare var då lika gripen och otröstlig som Lisa. Troligen var detta den scen, jag inte trodde några barn i Sverige kunde råka ut för; att vara helt vilse och övergivna, utan föräldrar att hjälpa dem. Jag själv som sju-åttaåring var helt trygg i den familjesituation jag levde i, med syskon och föräldrar, som hade järnkoll på oss. Jag visste att jag skulle börja gå hemåt, då gatlyktorna tändes, fastän gatan och lekplatsen vi lekte på var världens tryggaste. Jag kommer ihåg att detta hände en lördagskväll före TV-åldern. Vi lyssnade alla istället på Karusellen eller något liknande på radion med Lennart Hyland. De andra satt i vardagsrummet, och undrade, varför jag inte kom och skrattade med dem. Det var ju ändå lördagskväll. Jag gick motvilligt dit, och mamma undrade varför jag såg så ledsen ut. Jag svarade något undvikande, och insåg att jag inte kunde plåga mig igenom hela boken, utan slog direkt upp sista sidan, där Stina och Lars stod och kramade sin mormor, glada och friska. Förstod att de båda vandrat lyckligt till sin mormor. Min kväll var räddad. Kunde nu med behållning börja om igen där jag slutat, och läsa färdigt boken. Kommer ihåg att jag kollade upp sista sidan ytterligare någon gång, då vandringen framåt inte var spikrak. Hade inte dåligt samvete, som de som kollar upp de sista sidorna i en deckare, för att kolla upp mördaren. Insåg dock ganska snart vid litet eftertanke, tjugo år senare kanske, att barnböcker inte kunde sluta med olyckor och ond bråd död. Nu visste jag dock att en enkel bok kunde skaka om min egen trygga tillvaro. Skrämde mig dock inte till slut i läsande eller automatisk koll av slutsidorna, utan läsandet har därefter fängslat mig hela livet. Har nu också lärt mig att det lyckliga slutet numera ej alls är självklart.

Död kvinna på KSS

Före starten av läkarutbildningen hade jag bara sett en enda död människa; min morfar i samband med hans begravning i januari 1963, jag själv då 13 år. Kistan som stod i ett speciellt rum i mormors hus, öppnades för ett sista farväl, för dem som så önskade, innan vi åkte iväg till den riktiga begravningen på kyrkogården. Upplevde att jag tyckte att han sov lugnt och äntligen sluppit det fleråriga tillstånd efter flera strokes, som krävde daglig hjälp och tillsyn hemmavid av min mormor och barn. Borta var sedan flera år den glada, spralliga, bekymmerslösa och barnälskande morfar, som gärna tog oss med på en tur i roddbåten, och lät oss småungar ro. Min jämnåriga kusin ville inte vara med vid kistöppningen, hon ville komma ihåg morfar, som hon träffat honom i livet. Min egen kvarstående minnesbild av morfar är inte den vid kistöppningen, utan hans positiva livsstil före sjukdomen och tyvärr hans sjukliga tillstånd, de sista åren. Som fullvuxen läkare har jag i efterhand skapat misstanke att hans stroke troligen var ett s.k. subduralhematom, dvs en blödning under den hårda hjärnhinnan, uppkommen efter ett fall på isen med skalltrauma, något år tidigare. Numera en enkel diagnos att ställa med sedvanlig dator skalle, och lika enkelt åtgärdat av våra skickliga neurokirurger. Detta var dock runt 1960, och på den tiden höll man sig hemma även vid allvarliga sjukdomar. Vad jag förstår var han aldrig i närheten av Sahlgrenska, utan sköttes hemmavid av den erkänt duktige provinsialläkaren, som hade hela skärgården att ta hand om. Således helt annan spelplan på den tiden, vilket både patienten med anhöriga och sjukvården helt naturligt spelade efter. Blev man sjuk, utan uppenbar bot i sikte, stannade man hemma och dog på plats, sjukhuset fick vara.

Man lärde sig ganska raskt som nybliven läkare på KSS Skövde, att vi inte kunde rädda alla, och att konstatera dödsfall på gamla människor i slutet på deras livsvandring, småningom blev ett naturligt inslag i läkargärningen. Skedde ofta i samband med jourtjänstgöring, då man var ensamt ansvarig på sjukhusets klinik. I mitten av 1970-talet var tyvärr ännu inte sjukvården utvecklad vad gällde adekvat utredning och behandling av exempelvis hjärtkärlsjukdomar såsom kärlkramp, hjärtinfarkt och stroke. Hopplösheten kom över mig flera gånger, då jag, och troligen även patienten, insåg att den terapi vi kunde erbjuda, bara gav en tillfällig respit. På den tiden förelåg dock ingen platsbrist, utan patienten stannade kvar innan plats på ålderdomshem eller sjukhem kunde erbjudas. Jag kommer så väl att en gammal dam låg inne på avdelning 52 hos syster Dagny i ett år, innan platsen på Åhemmet blev ledig. Att hon stod ut med att varje morgon på ronden behöva svara på hur dagsläget var. Ingen nyutbildad läkare i dessa dagar tror på den historien. Nu skrivs en patient med akut hjärtinfarkt ut till hemmet efter tre-fyra dagar, med rensade kranskärl, till ett ofta fortsatt aktivt liv. Motsvarande sjukdomsbild på 1970-talet tog 3-5 veckor i anspråk av sjukhustid, inte sällan med tragisk utgång väl hemma. Då röntgenmöjligheterna med dator och MR ej fanns till hands, blev vi underläkare som startade vår livsgärning då, väldigt duktiga på andra undersökningsmoment såsom sternalpunktion, ryggmärgsundersökningar och pleuratappningar, vilka närmast dagligen utfördes på avdelningen, som efterrätt till den lärorika ronden. Med detta i bagaget är det bara att tacka för att man själv nu får skåda och uppleva, den nivå som nu känns helt naturlig. Ibland kommer tanken i retroskopet över mig, om jag överhuvud var värd någon månadslön på den tiden, men vi försökte alltid tänka ett steg framåt, och föreslå alternativa lösningar på utredningar och behandlingar, som påfallande ofta småningom landade ganska rätt.

Får aldrig bli rutin att konstatera dödsfall. Om detta inträder är det dags att sluta med sådan tjänstgöring, där detta ingår. Som akutläkare följer konstaterande av dödsfall inte sällan efter en kamp med återupplivning på någon, som hittats okontaktbar hemma, på stan eller på sjukhuset. När akutteamet efter 20-30 minuters livräddande åtgärder ej verkar ha någon effekt, kommer vi gemensamt då beslut att avbryta vidare och låta döden ha sin gång. Mottagande ansvarig läkare konstaterar dödsfallets klockslag, och kontaktar anhöriga och vänner om utgången. I princip alla har någon, som sörjer ens död, och som vill ta farväl, då den döde gjorts i ordning med ordnade kläder och tända ljus. Jag visar dem till rummet, men lämnar dem sedan, för det sista privata avskedet, och slutligen några trösterika ord, innan de åker hem. Inga lugnande tabletter behövs, säger jag vid förfrågan. Det är naturligt att vara ledsen, både nu akut och vid begravningen. Med tabletter finns risk att begravningen försvinner i en dimma, med efterföljande dåligt samvete.

Jag blev kallad till en medicinavdelning på KSS Skövde en fredagsjour en solig majdag. Avdelningssköterskan berättade om ett «väntat dödsfall», således en patient där all aktiv terapi avslutats och förstås inga återupplivningsåtgärder var aktuella. Hon hade hittats död på rummet cirka 20 minuter tidigare, och man var tacksam för mitt konstaterande av dödsfallet. Inga anhöriga eller nära vänner fanns noterade i journalen, hon hade inte haft något besök alls under den två veckor långa sjukvårdstiden. Då det iö var lugnt på huset, gick jag direkt dit. Hon låg förstås i ett ensamt rum, på sjukhusets östra sida, således den del som vette mot stora parkeringsplatsen och mot min egen lägenhet i Södra Ryd. Hon såg ut att sova tryggt och lugnt. Personalen hade redan satt in ett fint ljus. Jag gjorde mina rutinkontroller gällande hjärta, lungor, pupiller och eventuell munandning, och konstaterade att hade livet flytt henne. Noterade klockslaget och var på väg att lämna rummet, då jag tittade ut och såg massor av människor, troligen mest personal, som glatt och skrattande lämnade sjukhuset för en förväntansfull glad och trivsam helg denna majfredag. Spontant tänkte jag. «Hur kan ni vara så glada, en gammal människa har ju just dött, helt ensam», men förstod förstås direkt min absurda tanke, med parallella skeenden. Dock tragiskt att ingen människa egentligen kände till henne utanför sjukhuset, och att det inte skulle märkas hos någon om hon levde eller var död. Jag gav henne dock henne min personliga respekt genom att läsa Välsignelsen över henne, och gav henne en fin klapp på kinden, innan jag lämnade rummet och återgick till den levande världen, till fullt liv nere på akuten.

Lyssna till musik-vad händer?

Det händer mycket i mig, då jag lyssnar på musik. Är egentligen omusikalisk i den termen, att jag aldrig spelat något instrument, fast generna för detta finns i familjen, (pappa, och äldre syskon). Men som min gamla musiklärare «Flottis» på Hvitfeldtska brukade säga: «Omusikalisk är bara den, som inte kan njuta av musik», och då klarar jag mig. Fick chansen att gå pianokurs i skolan i fjärde klass, men efter en minuts klinkande, föll jag på första kuggfrågan. «Thord, en ledig eftermiddag, vill du då helst spela piano med mig, eller fotboll med kompisarna?» Fotboll med grabbarna, såklart». «Jag förstår. Hej då! Jag tror att grabbarna står och väntar på dig.». Inget jag grämer mig över, jag hade ändå inte blivit någon Arthur Rubinstein eller Staffan Scheja, inte ens Charlie Norman, sorry. Gick istället hyggligt på fotbollsplanen hemmavid, kallades Lill-Zlatan i början på 60-talet, vad jag kommer ihåg. «Lill-Zlatan?», sa alla frågande. «Bara vänta och se», svarade jag kryptiskt in i kulan, alltså kristallkulan.

Självklart ändras musiksmaken med åldern, i yngre åldrar är man helt enkelt inte mogen att ta in och uppskatta och njuta av stor musik, om du frågar mig. Jag kommer såväl ihåg när vi skaffade en musikgrammofon i slutet på 1950-talet, och parhuset på Hisingen fylldes, främst via min storebror, med Elvis, Paul Anka och Guy Michel; musik som jag direkt förstod och uppskattade, även om jag inte förstod vad man sjöng om. Min far försökte samtidigt få mig att uppskatta Fångarnas kör ur Verdis Nebukadnessar. «Finare än så här blir det inte, Thord. Lyssna och njut.» Jag förstod i min 10-åriga värld, att detta var vackert, men jag kunde inte njuta. Inte förrän drygt 10-15 år senare, var mitt musiksinne moget att ta till mig fångkörsången, som nu är ett av mina favoritstycken, alla kategorier. Då satt allt på plats, jag hade tagit till mig den historiska bakgrunden till körsången och trodde mig uppfatta nyanserna i framförandet. Berättade detta förstås för min far, som slutligen insåg, att jag kanske inte var helt förlorad musikmässigt. Mina ögon tårades, då jag småningom erfor, att den stora folkmassan utanför Milanodomen, spontant stämde upp och sjöng Fångarnas kör, i samband med Verdis jordfästning i januari 1901 inuti Domen. Det italienska folket kan sin mästares verk, ungefär som vi svenskar utan åtgärder enas i allsång till Taube eller Bellman.

Musik som berör, tar tag i mig och sätter mig i roller och situationer, beroende på låten. Kan alltså utrycka sig på olika sätt. Förutom det klassiska, som jag delar med alla andra, är det naturligtvis jag, som framför låten inför den förstås hänförda publiken, en publik som inte är en okänd massa, utan helst personer, som jag känner väl, och blir förvånade. «Inte visste vi att du kunde spela så!». Varje låt har sitt speciella mönster. The Whos's gamla sextiotalslåt *Run Run Run* fick mig att springa en speciell sträcka varje gång, utan att vara jagad av någon. Avslutningen av Peter Gabriels *Salisbury Hill* utmynnar ju i ett totalt men välregisserat kaos, där jag leder alla i bandet att medvetet spela helt okontrollerat utanför allt inövat, och hoppas att denna spontana kaoskänsla överföres till publiken, utan att denna flyr fältet och kallar på polis. Att njuta av kaos, eller som Dylan själv uttrycker det: *The whole world is a chaos, Start from that.* Från Bryan Ferrys Dylanesque hämtar vi hans underbara version av *The times they are a-changing*, där jag kör sista versens sista strofer med båda händerna pekande mot publikens främsta platser, där de styrande cheferna nöjt sitter, *And the first one now, Will later be last:* Tiderna förändras, ingen sitter säkert, vänta bara. Kommer ju förstås aldrig att hända, mer än i min hjärna, och tur är väl det. Inget att med sig till nästa löneförhandling. Med Avici slutligen blir det en aning komplicerat. Har upptäckt honom först på senare år, och tagit hans musik helt till mitt hjärta. Hans tragiska avslut på livsscenen kan anas i flertalet av hans texter, om man tar dem till sig, och gör egna tolkningar. Förstås enkelt, nu i efterhand. Med Avicimusiken sjunger jag och på gitarr och vid musikmaskinen sitter en ung tjej, som jag i verkliga livet utbyter korta meningar med av och till. Har ingen aning om hennes förhållande till musik, men i min komplicerade bild gör hon ett bejublat framförande, som uppskattas av bl.a. en förvånad f.d. pojkvän, som brutalt kastat ut henne ett par månader tidigare, och nu försöker göra come back, men avvisas. Denna bild vevas fram och tillbaka under upp till en timme, utan att något i dramaturgin på något vis förändras. Showen avslutas med min favoritlåt *These are the days*, där alla är överens om att dessa dagar är de viktigaste, och ej skall tas ifrån oss. Avslutas med att vi alla på scenen fattar varandras händer, bugar till publikens jubel, och försvinner ut, utan att komma tillbaka, trots inklappningsförsök. Kanske trots allt bäst för alla, att jag gör sorti från scenen för gott, och lämnar det hela till de professionella. Men att skapa sina egna drömscenarios är ju ännu tillåtet, vad jag förstår.

Spådomar om framtiden

Som en liten historia bredvid vill jag förtälja min spådom över kommunikationer på 1980-talet. Detta utifrån att vi som jourhavande läkare på Kärnsjukhuset Skövde alltid hade en s.k. personsökare på oss, där vi kunde nås för mer eller mindre akuta spörsmål. Då personsökaren ringde, slog jag själv ett specifikt telefonnummer, och hamnade då på en fast speciell mottagningstelefon, specifik för varje avdelning eller mottagning, där jag fick tala med den som sökt mig. Ärendet kunde gälla allt från om jag önskade en pizza till midnatt, men oftast att en patient behövde akut läkartillsyn. Grejen var att man aldrig visste, vilket ärendet var, förrän man talade direkt med den som sökt en. Efter att ha blivit inkörd på detta system, började jag berätta för alla, som ville höra på, att jag i kristallkulan sett det framtida sätt, på vilket vi inom 10 år, från slutet av 1970-talet alltså, kanske tidigare, skulle kunna nås utanför de fasta telefonerna. «Alla kommer att bära på speciella personsökare, som vi kan nås på, då vi gör ärenden på stan, och ute på stan finns jämnt utspridda mottagningstelefoner, som man ringer upp vid kallelse, och direkt får tala med den som sökt en, och vi beslutar om en fika på specialfiket, eller nåt». Vissa nickade instämmande, andra skakade mest på huvudet, mest frågande inför var dessa mottagningstelefoner skulle sättas upp, risk vandalisering, och att man inte skulle få vara ifred ens inne i stan. Min tanke förblev bara en tanke, för ganska snart senare var mobiltelefonen i var mans och kvinnas ficka respektive handväska. Förstås en utveckling, som nu känns helt naturlig, och ej går att återställa. Det låg ju dock något i att inte få vara ifred.

När jag plockar fram Jules Vernes *Paris i tjugonde seklet* förflyttas jag direkt till Chicago och oktober 1996. Var där för första gången, bevistade en uppskattad medicinsk kongress med en kollega från Borås, och på lediga stunder joggade längs Lake Michigans stränder, tillsammans med många andra. Till Chicago tog jag med mig just *Paris i tjugonde seklet*, och avslutade den efter några kvällar på rummet. Godkänd skrift, men inte mycket mer, tyckte jag spontant då. Mer intressant fann jag bokens historia. Kände som alla andra förstås till de flesta av Vernes berömda alster, och minns att jag sträckläste *Jorden runt på åttio dar* jag på sommarlovet efter sexan, och då imponerades av Philias Foggs kyla i alla situationer, vilket jag förmedlade till mina klasskamrater i samband med ett obligatoriskt föredrag på realskolan något år senare. Efter Vernes död 1905 förtecknade sonen Michel faderns alla opublicerade verk och fann då att just *Paris i tjugonde seklet*, som var färdigskrivet 1863 refuserades av hans förläggare Hetzel med orden: «Min käre Verne, även om ni vore profet kommer man inte tro er, och det vore en katastrof för ert namn vid en utgivning». Litet tufft att höra för en redan då för världen etablerad författare. Efter många turer utgavs småningom verket 1994, således cirka 130 år för sent och två år senare hade jag således varit en av läsarna. Varför denna refusering? Här visas hur Paris ter sig 1960, nämligen gatorna fyllda av egna motordrivna fordon, med alternativ tunnelbana som lösning, stora bankerna och finansinstituten har makten och inte regeringarna, industrin styr undervisningen, och slutligen den till synes onyttiga konsten och litteraturen är satta på undantag. Även om inte allt blev rätt, så nog kände den gode Verne varningssignaler i luften, som vi nu kan dela med honom.

Olof Palme hade ambitionen att vara visionär, för vilket han förstås skall uppskattas. Hans kända «Politik är att vilja», framfördes första gången i maj 1964 i samband med SSU:s kongress i Blå Hallen, Stockholm. Hans samlade idéer kom sedan 1968 ut i bokform, och jag läste den för några år sedan, således cirka 30 år efter hans bortgång. Griper nu ur minnet att han i slutet på 60-talet såg bort mot milleniumskiftet, som många då fann avlägset, men naturligt att jämföra med. Med teknikens hjälp och avlastning skulle sekelskiftet möta oss med 3-dagarsvecka. Ordagrant skrev Olof att några har sådana spådomar, inte uppenbart han själv, men tanken var ju ändå intressant och svindlande. Blev ju inte riktigt så, käre Olof. Den visionen slog helt slint. Inte ens 1986, då du lämnade oss, var vi på väg dit. Vem kunde ana, att tekniksprånget istället gjort oss ännu mer bundna till bandet. Ett datorband som nu skärmbinder oss nästan dygnet runt, även om de tunga lyften och de därmed onda ryggarna kanske börjar sina ut. Har ersatts av musarmar, utbrändhet och sjukdomar med bokstavskombinationer, för människor som inte alltid finner ro och livets mening framför skärmen, och accepterar alltmer tighta dead lines. Har en känsla av att belöning med medalj efter 40-års trogen tjänst på samma arbetsplatskort inom kort förpassas till historien med någon deleteknapp. Snart helt naturligt att man byter arbete var tionde år, oklart med vem, oberoende av grundutbildning. Sådana tankar fanns inte, när jag sprang ut med vita mössan litet snett på huvudet och med en framtid, som jag inte kunde överblicka med spådomar.

TV-programledaren Bengt Feldreich ledde 1967 framtidsspåningar i programmet *År 2000-människan i morgon-*

dagens värld med en uppföljning efter milleniumskiftet. Teknikutvecklingen blev hyggligt sanningsenlig med datorutvecklingen, och dess påverkan i den enskilde medborgarens liv. Dock helt fel med nya effektiva passagerarflygplan som tar 2500 passagerare, nedsövda sedan starten, i hastigheten 20.000 km/timme. Ganska rätt om självgående bilar, men där den enskilde föraren blev något för passiv. Helt galet dock om portabla huspaket, som lätt flyttades till enorm, efter solen, vridbar flervåningsskapelse. Medicinska utvecklingen hyggligt sannspådd med transplantationer, proteser och försök att lösa psykiatriska problem med analys av neurotransmittorer, dock inget alls om genforskning med genterapi. Den enskilde människan, skulle bo kvar i familjer, behövde dock bara arbeta några timmar per dag, ett par dagar i veckan, och gick omkring i syntetsydda klädesplagg, som enkelt destruerades och byttes ut. Att Sverige skulle ingå i en större Europagemenskap överraskade.

Vad händer om ytterligare 100 år? Varken Palme, Jules Verne eller Bengt Feldreich tycks ha svaren, och inte ens mig kan man ju lita på. Jag menar, att jag missade ju helt mina idéer om fasta mottagningstelefoner på stan, även om jag tänkte, att de först bara skulle gälla i Skövde, och sedan spridas via Chicago och Paris utöver hela världen.

Kommer slutligen ihåg att jag i ett exemplar av GT:s söndagsupplaga runt 1960 läste någons idé att man inom en inte alldeles avlägsen framtid, kanske återigen vid kommande sekelskifte, skulle spänna en stor skärm eller motsvarande över stora städer såsom Göteborg. På detta sätt skulle man kunna reglera bl.a. väderleken, givande jämn fördelning av sol, regn, värme och kyla.

Men vem skulle bestämma över denna skärm; regeringen, kommunen eller via någon folkomröstning? Det är ju inte självklart att alla varje dag vill ha strålande sol och skön värme, räcker ju att fråga närmaste lantbrukare, eller oss själva efter monstersommaren 2018. Skönt att skärmen hittills uteblivit och att vi ännu låter naturen hålla i taktpinnen och låter oss innevånare på jorden snällt spela andrafiolen.

Läkare passerar Röröboa

Människor möts och ljuv musik uppstår, har vi ju all hört, och det brukar ju stämma. Men hur mötas, för detta ljuva musikskapande att gemensamt dela med någon? Jag kommit till insikten, att säkraste sättet att träffa och komma i intressant samspråk med kollegor utanför sjukhusets ramar, är att bli sittande nere vid Rörö hamn i en timme eller två, och lugnt invänta dagens fångst. Denna fina sommareftermiddag är jag således parkerad nere vid bryggan nära glassbutiken Röröboa med hunden Ronja, och blickar ner över det stilla hamnvattnet, då plötsligt en kollega dyker upp. Inte från vattnet direkt, utan mer indirekt via en segelbåt, förtöjd en bit bort vid den nybyggda och nästan fullbelagda bryggan. Detta är hemma för mig numera, året runt, svarade jag, då han undrade vad jag gjorde här. Du är den fjärde Sahlgrenska-läkare, som passerat mig och hunden Ronja den senaste timmen. Jag gissar att du seglat hit, till skärgårdens pärla, som de övriga tre, och hoppas att du inte har bråttom härifrån. Efter tjugo minuters kontemplation här vid bryggan försvinner Sahlgrenskas lungklinik helt ur ditt sinne, och du glömmer bort vad lungorna överhuvud är till för. Välkommen att göra oss sällskap. Min hund har ett extra gott öga till lungläkare, känner doften av dina alveoler på hundra meter. Ronja fick en varm klappning över ryggen av kollegan, och svajade stilla på svansen. Där borta ligger Lilla hamnholmen, holmen med de små fina bodarna alltså, sa jag och pekade med hela handen, ville visa att jag bestämde. Boden närmast målade min kusin och jag en sommar i tonåren, och fick 120 kronor att dela på, kommer jag ihåg, liksom att de försvann på en Beatles-LP några veckor senare. Och där borta ligger grannön Hyppeln, som du skall akta dig för, enligt vissa. En norsk biskop stod där 1594 och konstaterade att Rörö ligger ett pilskott från Hyppeln; alltså Rörö relaterat till Hyppeln, inget värde i sig självt. Man förstod väl inte bättre på den tiden, dock något som vi Röröbor ännu snart 500 år senare inte kommit över. Lungkollegan tackade för sällskapet och informationen, tog ett djupt andetag med frisk hamnluft och lämnade oss för ICA-affären.

Samspråket någon timme tidigare var med en psykiater, som regelbundet gör nedslag här, och då närmast direkt berättar om just avslutat eller snart pågående flugfiske. Djupt intresse, har jag insett, trots att det utspelar sig på vattenytan. Alltid i Norge och lika alltid med den avancerade teknik, som vi icke-flugfiskare aldrig riktigt greppar eller går till botten med. Jag lyssnar som vanligt tämligen engagerat, men vi båda vet, att jag aldrig kommer att följa med honom till denna norska fjordvärld, trots helt befriad från svart svårmod och förföljelsetankar, som annars ofta fyller hans vardag, men som han försöker tömma sina patienter på. Löpningsintresset för oss dock samman, och nu på sommaren finns alltid utrymme för diskussion om insatserna på årets Göteborgsvarv, någon månad tidigare. Vi brukar landa inom 1-2 minuter i sluttid från varandra, och vi förundras ännu över att jag slog honom med fyra minuter 1988, då vi alla bjöds på 26 grader i luften under loppet, en tropikhetta jag då av någon anledning inte hade besvär av. Vi har dock båda efter trettio varv lagt dessa på hyllan, efter att successivt hamnat i en senare startgrupp för varje år. Bara att inse att man inte är 65 längre, även om jag efter ett tufft intervallpass på ön stundtals känner, att jag är en av vår tids mest lovande 70-åringar. Bara övriga hängivna löpare vet vad jag menar, och särskilt min psykiaterkollega, som ibland har med nya artiklar i segelbåten, påvisande löpningens helande kraft på missmod, en kraft i nivå med flugfiske. Hunden Ronja tycks instämma i allt, då hon lugnt somnar om i mitt knä.

Jaså, det är här du sitter. Inte många öppnade, då vi knackade på dörren. Förstod dock att du var på ön, då kajakpaddlarna var framme. Jag undrade själv var ni höll hus, kontrade jag. Har masten brutits eller nåt? Inte ännu, men det var något kärvt, då vi sjösatte skutan i april. Ja, blev något sent i år. Således lika kärt som traditionsmässigt årligt återseende mellan oss kollegor, det trogna paret från inlandet och jag vid havet. Har inte längre räkning på hur många luncher jag intagit i deras båt, alltid under muntra skratt och uppdatering av skvaller från Sahlgrenska, även om jag då påminner att sjukhuset glider ur sinnet, då båten glider in i hamnen. Idag slogs med råge antalet vandrare ute på Naturreservatet, fortsätter de. Vi såg alla sex hästarna, men inga får. Jag nickar instämmande, alltfler dagturister letar sig ut, och nämnde just avklarade mötena med lung- och psykiaterkollegorna, som de kände hyggligt. Ja, sitter man stilla här i ett antal timmar, så passerar småningom de flesta specialister och andra intressanta personligheter förbi, förklarade jag även för dem. Alla tycks segla hit på första semesterdagen.

Ja, man skall inte aktivt jaga kontakter eller lycka, utan istället sitta stilla, ibland i båten, så löser det sig oftast per automatik, fråga hunden Ronja. Hon vet att hon alltid får sista fem centimetrarna av glassrånet, inköpt 10 meter bakom oss. På några sekunder har hon svalt alltihop. Jag inser att hon aldrig hinner uppfatta om det är vanilj, lakrits eller persiska hallon hon slukar. Den stilla eftertanken bortom Ronjas glass avslöjar dock att det är seglarna, som får göra största jobbet. Jag ser i mitt sinne dem lämna hemmahamnen och småningom glida in i Röröhamnen på jakt efter bryggplats, och en kort tids flykt från den nedtryckande verkligheten. Helt klart förbjudet att plötsligt konstatera att: Om idag om exakt fem månader är det julafton. Fråga mig, jag har testat. Tvärtomtanken är dock uppmuntrande en regnig julafton efter Kalle Anka. Kommer ni ihåg våra fina julidagar på Rörö, där tiden oftast stod helt stilla. Ett andra trettioårigt krig skulle inte märkas där, åtminstone inte nere vid hamnen nära Röröboa.

Hur hamnade jag här?

Hur hamnade jag här egentligen? Logisk fråga att ställa sig, när man står mot muren framför en exekutionspatrull eller sitter i den elektriska stolen, den sista levande minuten i livet på denna jord. Vad gick så här fel och när och hur? Litet sent kanske att vid denna tidpunkt hitta svaret, utan man förstår att allt man gjort tidigare småningom hinner upp och ikapp, inget kan egentligen helt försvinna.

Jag erkänner direkt att mitt leverne hittills aldrig fört mig till ovanstående situationer. Hade ju varit svårt att skriva detta nu, såvida jag inte i sista sekunden räddades av mitt juridiska ombud med en överklagan eller ett frikännande viftande i handen. Sådana räddningar bevittnar vi främst i filmiska dramer, även om verkligheten ibland visar sin grymhet åt andra hållet. Caryl Chessman avrättades med gas i San-Quentinfängelset i maj 1960, trots att avrättningen i sista stund återigen skjutits upp av myndigheterna, och en kvinnlig sekreterare uppmanades att skyndsamt ringa fängelset och meddela detta. Hon hann ringa i tid, tyvärr dock till fel fängelse. Då hon småningom kom fram till San Quentins växel, var Chessman redan fylld med gas, och bortom all räddning. Skakade om oss mellanstadieelever på Hisingen. Kan ett felaktigt telefonsamtal orsaka en fånges och medmänniskas död? Sådan tur att Chessmann själv aldrig fattade vad som hände, eller hade han börjat undra, varför ett uppskjutande av domen inte kom denna gång. Vi lär väl aldrig få veta.

Men visst har jag hamnat i situationer, där jag undrat hur och varför, och önskan om bara bort härifrån.

Således inte av digniteten med exekutionsskjutningar eller elektriska stolar, utan vi talar om ett möte på Universeum, nära Korsvägen och Liseberg i Göteborg, några år in på det nya milleniet. Omhändertagandet av transsexuella patienter hade så försiktigt smygstartat på Sahlgrenska, mest i min regi. Upplevde själv att jag via kontakten med ett antal patienter kommit över den första tröskeln, och hyggligt börjat få känslan för bakgrund och hormonell terapi, genom att lyssna till deras livshistorier, som i mycket till strukturen var varandras kopior. Ryktet började gå i regionen att en mottagning startat, och vi noterade momentant, att det fanns en stor grupp kommande patienter, som lidit i det tysta, och nu begärde skyndsam hjälp. Det beslutades om ett informationsmöte på Universeum en lördagseftermiddag, och jag inbjöds till deltagande, kommer inte ihåg av vem, med kort föreläsning, och sedan frågestund med diskussion.

Jag har alltid gillat att föreläsa, med spontan kontakt med publiken, men blev denna gång direkt något tveksam, då jag på plats började förbereda mig. Kände mig tämligen ensam, och upplevde en kommande batalj, de mot mig. Proportionerna inte heller rättvisa, 200 mot 1. Jag visade mina slides gällande basalia om transsexualism gällande bakgrund, utredning och behandling. Fick några frågor om främst den hormonella behandlingen, men det kändes som om alla var väl pålästa och redan kunde mina svar. Det blev sedan riktigt tufft, som jag, kanske felaktigt, upplevde som ett regelrätt slag. Initial irritation förvandlades snabbt till ilska, då frågorna började hagla varför denna mottagning hade legat i dvala ända till nu. Regionen var ju full av patienter, som på egen hand istället fått åka till andra sjukhus runt om i landet, för att söka hjälp, och där hamnat längst bak i kön. Ilskan var i sig förståelig, men jag stod ändå frågande till intensiteten, då ju trots allt startskottet gått för ett nytänkande i frågan. Vi kan inte lösa allt direkt, men viljan finns från sjukhusets sida. Visa tålamod försökte jag, utan större framgång. Vid föreläsningar inför kollegor, studenter och övrig sjukhuspersonal kan förstås temperaturen någon gång höjas, men aldrig till okontrollerbar febernivå. Hur har jag hamnat här-känslan grep tag i mig, utan att jag började omvärdera hela livet, för att leta efter tidigare felval. På något vis avslutades mötet i någon form av stillestånd, med enbart förlorare, som det kändes, varken avrättning eller benådning. Rejält omskakad letade jag mig hemåt, som på permission från någon inrättning.

Från mötet blev utvecklingen positiv, framåt och uppåt, då vi skapade ett mycket funktionellt centrum för transsexuella patienter med de nödvändiga resurspersonerna såsom psykolog, psykiater, kurator, sjuksköterska, hormonläkare och gynekolog. Det gemensamt utarbetade omhändertagandeprogrammet har fungerade väl, patienterna hade hittat ett hem. Patientkontakterna har givit mig levnadsöden, som skulle kunna förevigas via romaner, film eller på scen, men som förstås aldrig lämnar patientrummet. Vid en fest för några år sedan satt vi alla på golvet runt en dramapedagog, som var van att bli uppmärksammad och lyssnad på. Under en kort paus frågade någon vad jag sysslade med. «Just nu tar jag hand om transsexuella patienter», svarade jag helt spontant. Inom trettio sekunder satt alla istället runt mig. Dramapedagogen har nog ännu ej fattat vad som hände. Förvirrad reste hon sig och gick hem. Så hon fick aldrig höra min slutpoäng, att den nya mottagningen helt har avdramatiserat den transsexuella patienten, dvs inget smygande eller hyschande som tidigare mött dem. De är med i vanliga patientgänget, både hos personalen samt övriga i väntrummet. Helt avgörande att de nu kommer ut, utredes och sedan får sin behandling, och inte som tidigare påbörjar utredningen i medelåldern eller vid pensionsåldern, inför en nästan helt oförstående familj. Alltså nästan, vissa i familjen har anat att något inte stämmer, men att den nära och kära levt i fel kön, fanns inte på kartan. Patienten själv upplever, när allt äntligen uppdagas, ett frikännande från ett tidigare falskt leverne, och att det nya riktiga livet startar, med ett allt starkare skinande ljus i tunneln.

Olika lärare bakom katedern

Jag är helt övertygad om att varje människa kan namnge ett antal lärare, som levt vidare i ens livsprocess, på gott och ont, långt efter det att lämnat skolgården bakom sig. Inte så underligt egentligen, man träffade ju dem i princip dagligen, och fick möjlighet att lära känna deras bra, dåliga eller obefintliga egenheter, som man uppfattade dem som ung och oftast oskyldig elev i skolbänken. Mina två lärarinnor i låg- och mellanstadiet är självskrivna. Nu i ens egna retrospektiva minnesbanor, och jämfört med den bild av aktuell skolsituation man matas med i media närmast dagligen, så erinrar jag mig att dessa lärare förstod att man med entusiasm, glädje och kontrollerad stränghet skapar optimala förutsättningar för att få eleven springa till skolan på morgonen, för att få lära sig en ny bokstav och kanske siffran 7. Jag har försökt att i mina undervisningssituationer ta med dessa bitar till mina studenter och åhörare. Handlar om att förmedla ett budskap, vars innehåll är nytt, och förhoppningsvis blir bestående. Högre upp i skolkarriären mötte jag lärare, som helt klart sovit djupt under pedagogikmomenten under utbildningen och med troligt medfödd, ständigt ökande empatibrist skapade situationer i klassrummet, där vi elever skakade på huvudet, och väntade på den befriande signalen att lektionen äntligen var slut. Hur och varför har hen blivit lärare, och känner hen inte av läget, och byter spår? De fick mig att i situationen stå stilla, men inte bakåt, utan blev i stället avskräckande exempel på hur man beter sig, om man vill förhindra att ens budskap skall ha en chans att börja gro i minneshjärnan.

Att manliga gymnastiklärare hade sina egna disciplinregler var tidigare en självklarhet, som vi då inte ens funderade över eller ifrågasatte. Vi förklarade det med att de hade militär bakgrund, och skulle göra män av oss unga vekliga och bortskämda pojkar. I gymnastiksalen utdelades örfilar och gjordes smärtsamma ryckningar i tinninghåret, för att visa att fusk, regelbrott eller sen ankomst inte tolererades, och att sitta i skamvrån med struthatt på gällde bara utanför dessa domäner. I dagens skola skulle dessa lärare tämligen snart via akut rektorssamtal få lämna skolan och efter avstängning återgå till kaserngården. Klart att vi inte anmälde. Skulle ju bara visa att vi var veklingar, men minnena härifrån sitter kvar. De kunde förvisso dela ut beröm vid berömvärda insatser, men ändå med viss reservation. Vi skulle inte tro att vi var något. Vårt fysiska praktexemplar i gymnasiet hoppade lätt över alla plintar och bockar, som sattes framför honom. När han vid ett tillfälle klämt tre plintar i ett hopp och avslutat med en saltomortal, hördes efter klasskamraternas spontana jubel ett «Nånting ditåt» från läraren. Praktexemplaret förstod då att högsta gymnastikbetyget var i säker hamn.

Vi återvänder till kaserngården. Vi medicinarstudenter ägnade sommarmånaderna till den obligatoriska militärtjänstgöringen. Inte mig emot, gillade de fysiska momenten och det annorlunda umgänget på logementet jämfört på sjukhuset. Var väl ingen Wyatt Earp vad gäller skyttet, men kommer ihåg att jag som ende på plutonen sköt fullt på skolskjutningen, och fick 50 kronor som belöning. Tror att sergeanten ännu undrar, hur det gick till. Jag försökte förklara att jag skärpte till mig, då jag behövde pengarna. Den sista veckan lärde sergeanten, Sergeant Pepper, som vi kallade honom, ut närstrid, först via bilder i lokalen, och därefter praktiskt ute på fotbollsplanen intill kaserngården. Detta låg honom varmt om hjärtat. Han behärskade de flesta sparkar och knytnävsslag, som snabbt skulle sätta fiendesoldaten ur stridbart skick, gärna med ett avslutande bajonetthugg, helst mot mjälten. Kan vara bra att kunna en sen kväll i skumma kvarter i stan fick vi höra. Vi medicinare såg tveksamma ut. Såg väl främst ett antal presumtiva lemlästade patienter framför oss, men vi köpte och föll för hans entusiasm. Väl ute på gräsmattan var vi alla tjugo snart inne i närkampsstriden med således sparkar och karateslag mot varandra. På sergeantens uppmaning la vi också till högljudda stridsrop med Banzai och Kill them all, som det mest naturliga med bajonetterna, (med gummispetsar). Just då passerade cirka 30 meter ifrån oss ett gäng civilklädda ynglingar, på väg till inskrivning och registrering för 12 månaders grundläggande militärtjänstgöring. Jag ser ännu framför mig deras nosar, som plötsligt blev bleka och tyckte mig höra lätt skakande tänder. «Är detta en filminspelning? Sånt här håller väl bara John Wayne på med?». «Nej, det är Läkarplutonen som övar». Någon försökte vända hem, men föstes fram. Efteråt förstod vi att sergeanten, som den klurige lärare han var, medvetet lagt in detta närstridsmoment just denna tidpunkt och plats, för att visa de nyinryckta, vad som väntade dem. Lektionen var väl tänkt som ett första grovsållningstest för dem, som önskade frisedel eller civiltjänst, eller vilka som ville gå i vikingarnas eller karolinernas fotspår.

Jag vill avsluta med en historia hur lärarens positiva inställning till eleverna kan skapa sensationellt bra resultat. Till en skola med allmänt något dåligt rykte gällande både resultat på nationella prov och disciplin, kom en tämligen färsk lärare för att undervisa i samhällsorienterande ämnen i högstadiet. Han blev samtidigt klassföreståndare för ett gäng ynglingar, som samma termin fått hans två föregångare att sluta i förtid, och troligen byta yrkesbana, enligt ryktet. «Värsta klassen i stan», förklarade rektorn för honom. «Gör så gott du kan, mer kan vi inte begära. Polisstationen ligger inte långt borta». Vid terminsslutet visade det sig dock, att klassen lyft sig, till den bästa av åttorna på skolan. Ingen fattade något, särskilt inte rektorn. «Var ju inga problem», förklarade läraren. «Noterade ju direkt, att de hade potential, särskilt när jag såg listan på deras IQ:n, alla mellan 110 och 150», och lade IQ-siffrorna på rektorns skrivbord. Rektorn tog upp listan och utbrast. «Denna lista är inte IQ-värden, det är deras skåpsnummer». IQ eller skåpsnummer, vad spelar det för roll, när man ser potentialer, som ingen annan sett. Det kallar jag Lärare. Helt i klass med mina lärarinnor i låg- och mellanstadiet.

Tack!

Jag vill avsluta med att tacka Kristian Wedel, journalist på Göteborgsposten, som stöttat och uppmuntrat mig till denna Tankebok.

Jag vill förstås också tacka mina barn med familjer, som alltid finns med i supporterskaran, och att jag har tillfälle att tillbringa mina dagar nära havet, en ständig inspirationskälla.

Thord Rosén
Mars 2021